運動ゼロ、ご飯もお酒もOK!

ズボラ糖質オフダイエット

牧田善二 著

日本文芸社

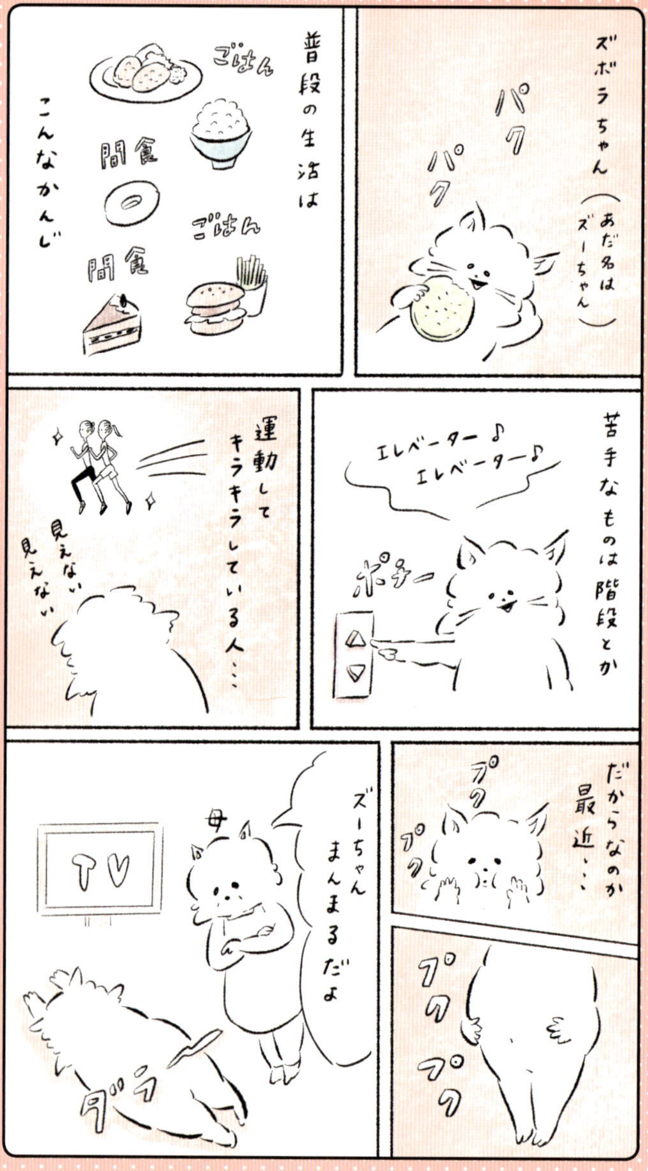
ズボラちゃん
（あだ名はズーちゃん）
パク
パク
普段の生活は
ごはん
ごはん
間食
間食
こんなかんじ
苦手なものは階段とか
エレベーター♪
エレベーター♪
ポチー
運動してキラキラしている人…
見えない
見えない
だからなのか最近…
プク
プク
プク
プク
ズーちゃんまんまるだよ
母
TV
ダラ

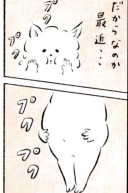

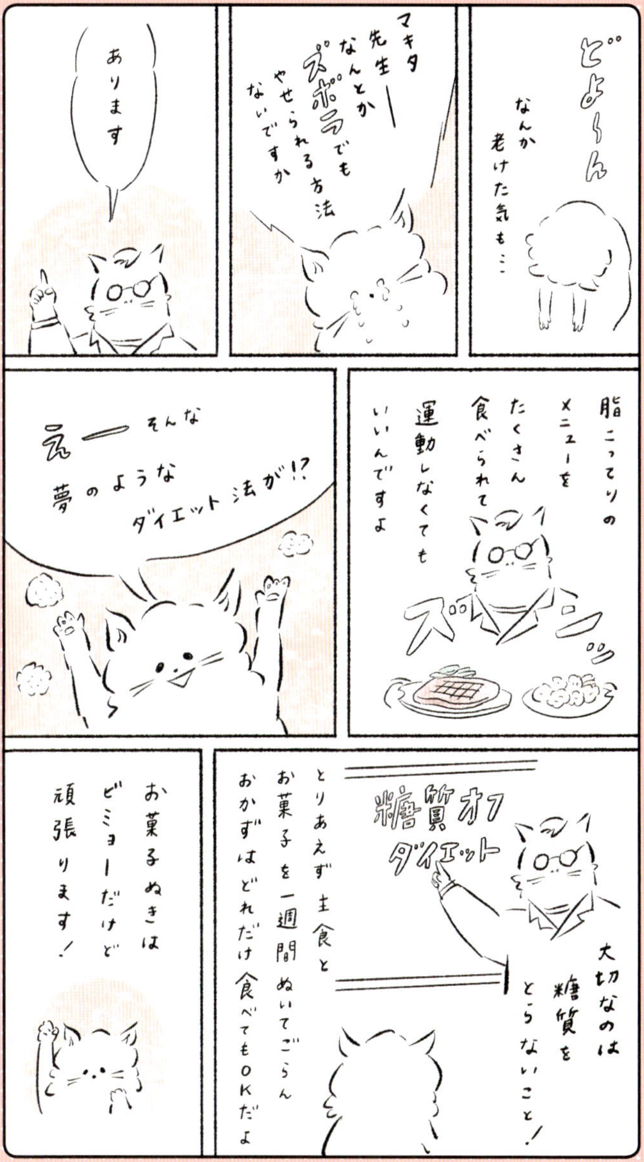
どよ〜ん
なんか老けた気も……
マキタ先生ー
なんとかズボラでもやせられる方法ないですか
あります
脂こってりのメニューをたくさん食べられて運動しなくてもいいんですよ
ズドーン
えーー そんな夢のようなダイエット法が!?
大切なのは糖質をとらないこと!
糖質オフダイエット
とりあえず主食とお菓子を一週間ぬいてごらん
おかずはどれだけ食べてもOKだよ
お菓子ぬきはビミョーだけど頑張ります!

はじめに

いま、ダイエットの主流は糖質制限です。
「主食を完全に抜いたらやせた！」
「甘いものをやめたら、体が軽くなった」
成功体験もたくさん聞こえてきますが、
正しく実践できずに挫折してしまったり、
「主食を抜くのは絶対にムリ！」
といって、二の足を踏み、
トライできずにいる人が多いのも事実です。

でも、糖質制限は間違いなくやせる効果があります。
ストイックな糖質オフに抵抗があるなら、
まずは肩の力を抜いて、
〝ズボラ糖質オフ〟を実践してみましょう。
過剰な糖質をカットするだけで、
効率よく脂肪が燃え始め、
太らない体づくりは大きく前進します。
何よりも「ストレスフリーで無理なく続けられる」
そこが〝ズボラ糖質オフ〟のいいところです。

AGE牧田クリニック院長
牧田善二

Contents

PART 3 ズボラ糖質オフレッスン コンビニ＆外食編

PART 4 ズボラ糖質オフレッスン ラクやせ作りおき編

PART 5 ズボラ糖質オフレッスン ラクやせ満腹スープ編

本書の使い方

電子レンジは600Wを使用。加熱時間は500Wで1.2倍、700Wで0.8倍にしてください。

1カップ＝200ml、大さじ1＝15ml、小さじ1＝5ml

塩は「天然塩」を使用。精製塩でも代用できますが、天然塩のほうがミネラルが多くおすすめです。

オリーブオイルは「エキストラバージンオリーブオイル」を使用。

植物油と記載しているものは、「菜種油」「太白ごま油」などがおすすめです。

材料に（みじん切り）などの記載がある場合は、下ごしらえをしてから調理してください。

保存期間は目安です。清潔な容器に入れ、温かいものは冷ましてからフタをして保存してください。

糖質量は「日本食品標準成分表2015年版（7訂）」をもとに算出しています。

PART 1

糖質ってなぁに?

なぜ糖質を減らすのがいいの?
脂質は減らさなくていいの?
答えは、糖質の働きと体の仕組みに
隠されています。

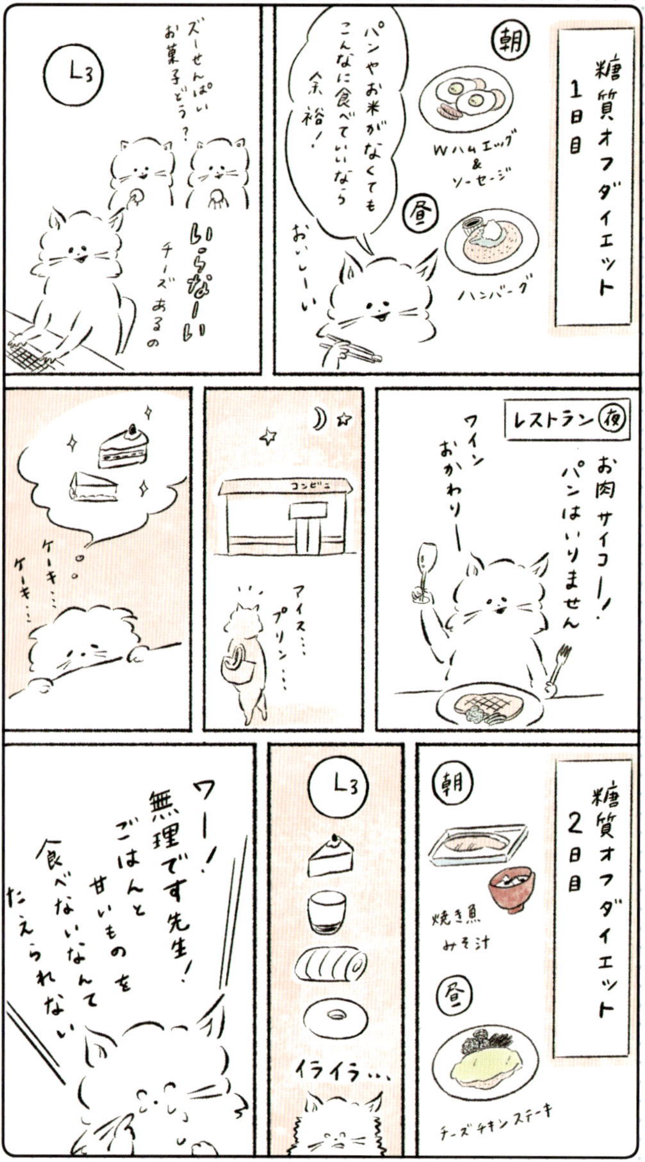

糖質オフダイエット 1日目
朝
Wハムエッグ & ソーセージ
昼
ハンバーグ
パンやお米がなくても こんなに食べていいなら 余裕！
おいしーい
L3
ズーせんぱい お菓子どう？
いらなーい
チーズあるの
レストラン 夜
お肉サイコー！ パンはいりません
ワイン おかわりー
コンビニ
アイス… プリン…
ケーキ… ケーキ…
糖質オフダイエット 2日目
朝
焼き魚
みそ汁
昼
チーズチキンステーキ
L3
イライラ…
ワー！ 無理です先生！
ごはんと 甘いものを 食べないなんて たえられない

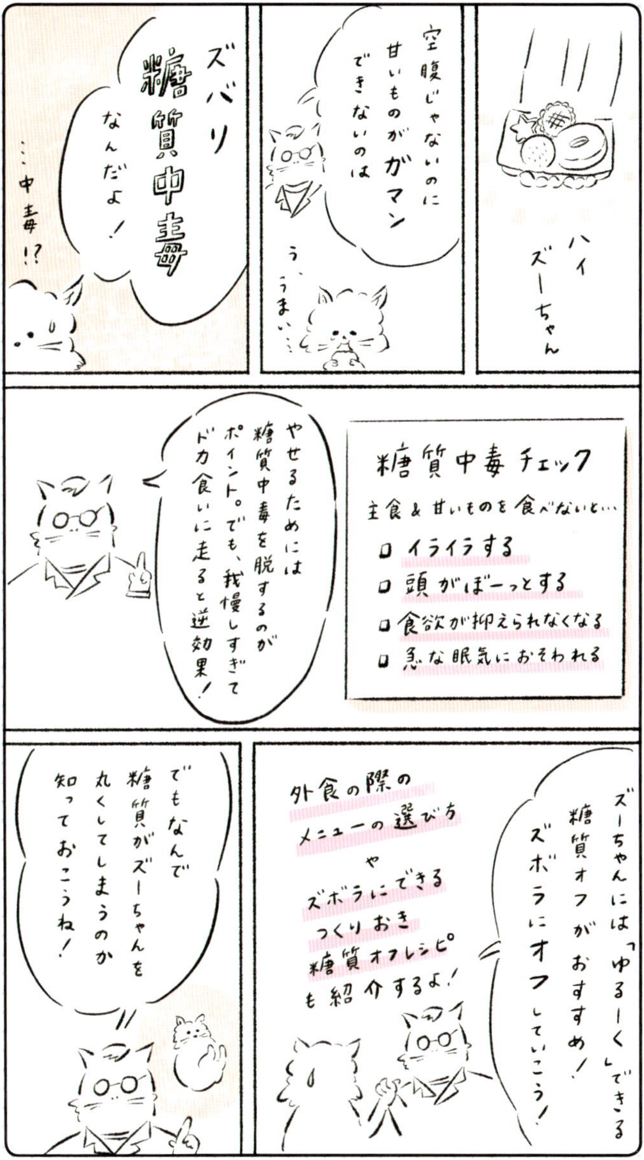

ハイ ズーちゃん
空腹じゃないのに甘いものがガマンできないのは
う、うまい…
ズバリ糖質中毒なんだよ!
…中毒!?
糖質中毒チェック
主食&甘いものを食べないと…
□イライラする
□頭がぼーっとする
□食欲が抑えられなくなる
□急な眠気におそわれる
やせるためには糖質中毒を脱するのがポイント。でも、我慢しすぎてドカ食いに走ると逆効果!
ズーちゃんには「ゆるーく」できる糖質オフがおすすめ! ズボラにオフしていこう!
外食の際のメニューの選び方やズボラにできるつくりおき糖質オフレシピも紹介するよ!
でもなんで糖質がズーちゃんを丸くしてしまうのか知っておこうね!

糖質オフでやせるワケ

脂肪が溜まらず、燃えやすくなる！

　糖質をたくさん取り込むと、血液中に糖が増え、血糖値が上がります。その糖を脳や筋肉、肝臓などに運ぶのが、すい臓から分泌されるインスリン。別名「肥満ホルモン」です。取り込んだ糖質が多いほど、この「肥満ホルモン」がたくさん分泌され、体中の組織に糖が運び込まれます。そこでエネルギー化されず、余ってしまった糖は脂肪に変身！　体脂肪になってしまうのです。

　では、糖質の摂取量を減らすとどうでしょう？　「肥満ホルモン」の分泌量が減り、糖は脳や筋肉、肝臓などでスムーズにエネルギー化されます。体内の糖がなくなると、食事で摂った脂肪、さらに必要となれば体脂肪を燃やしてエネルギーとして使われるため、どんどん脂肪が燃やされ、やせるんです！

だから、糖質の摂りすぎは太る！

糖質をたくさん取り入れた！
（ごはん、麺、パン、スイーツなど）

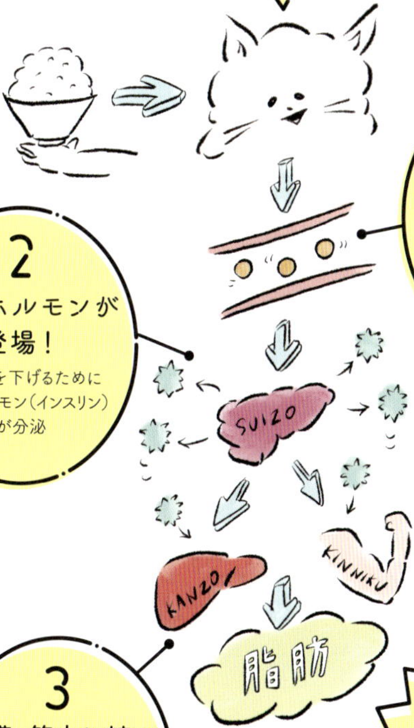

1 血糖値アップ！

血液中に糖が急増する

2 肥満ホルモンが登場！

血糖値を下げるために
肥満ホルモン（インスリン）
が分泌

3 肝臓、筋肉に糖が取り込まれる

必要な組織に
糖が取り込まれ、
エネルギー化＆貯蔵

4 余った糖は脂肪に変身！

使われずに貯蔵量も
オーバーした糖は、
脂肪に変換されて
体脂肪が増える！

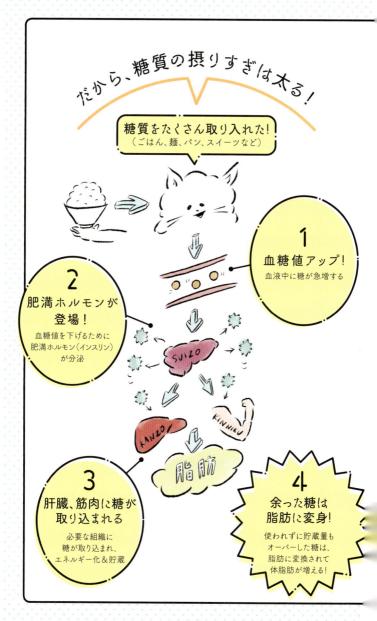

糖質オフは、脂っこいものもＯＫ！

「脂質は使い道がいっぱいあるんです」

三大栄養素のエネルギー量を比較すると、1gあたり糖質は4キロカロリー、脂質は9キロカロリー、タンパク質は4キロカロリー。つまり、脂質が最も高エネルギーなんです。

ならば脂質を減らしたほうがやせるのでは？　と思うのも当然ですが、ここにも糖質オフダイエットでやせるポイントがあります。

糖質はエネルギー源や体温を生み出す以外の働きはあまりありませんが、脂質は体内で引っ張りだこの働き者。エネルギー源としてはもちろん、体中に約37兆個もあるといわれる細胞一つ一つの膜の材料やホルモンの材料にも使われ、さらに肌を乾燥から守る働きも。だから、糖質を控えてさえいれば、脂質を多めに摂っても大丈夫！　余ることなく体のメンテナンスに使われるのです。

体内での脂質と糖質の使い道

脂

細胞膜、細胞壁
細胞膜や細胞壁の材料になる

エネルギー
脳や筋肉などのエネルギー源になる

肌の保護
肌を乾燥や刺激から守る

ホルモン
さまざまなホルモンの材料になる

体温
熱源となり、体温を維持する

神経
神経伝達細胞の材料になる

糖

体温
熱源となり、体温を維持する

エネルギー
脳や筋肉などのエネルギー源になる

余りがちな糖は、体脂肪になりやすい！

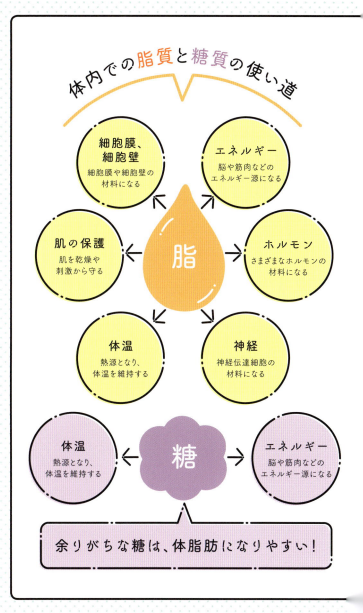

ネーズも、お酒もOK！

肉食系でいこう！

ステーキも
ガッツリ食べて
OK

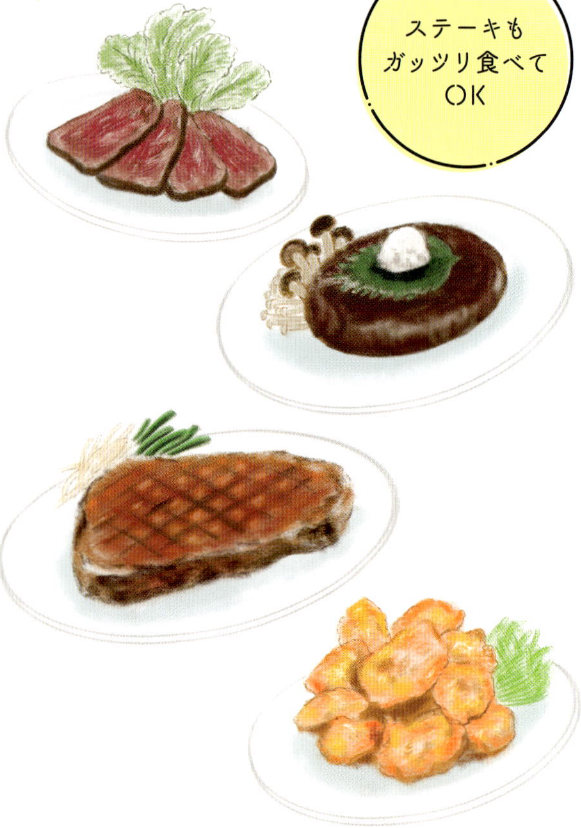

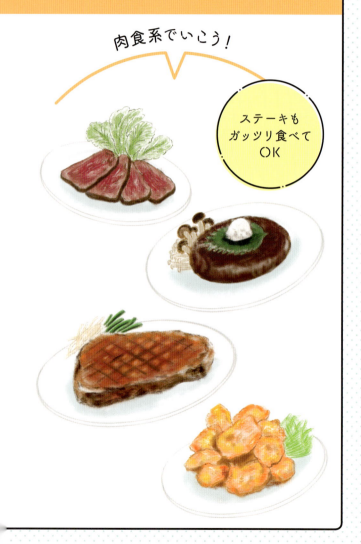

糖質オフは肉もマヨ

マヨネーズも遠慮なくどうぞ！

タルタルソースもたっぷり食べてOK

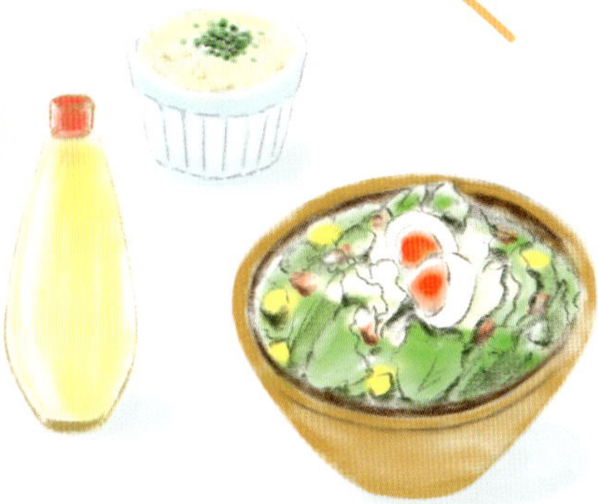

お酒も飲んでいいんです！

糖質控えめのお酒をチョイス

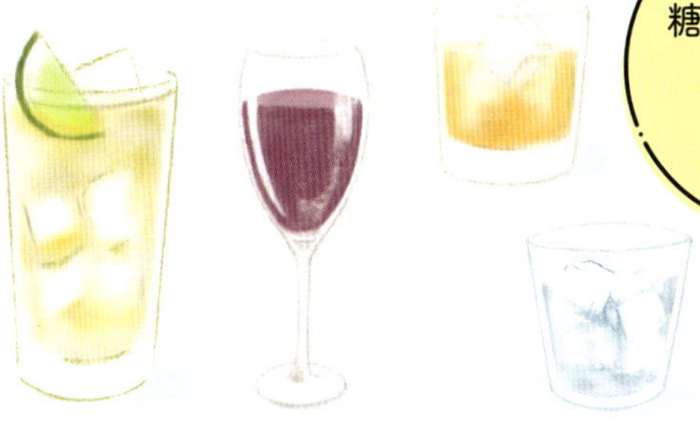

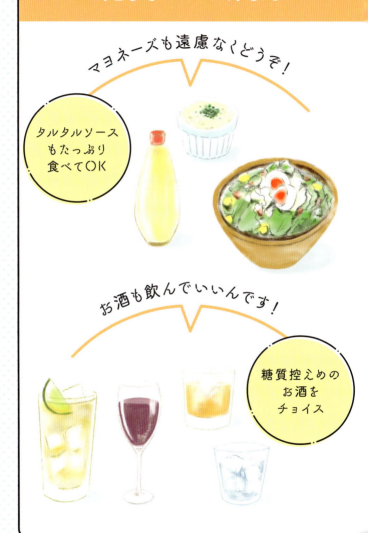

ズボラ糖質オフは、ストレスフリー！

「リバウンドの心配ご無用です」

糖質オフにつきまとうウワサ…。それが「リバウンドしやすい」というものです。

「ごはんは大盛り、間食は甘〜いチョコやドリンク」という食事を続けていた人が、急に糖質を完全にオフした場合、イライラしたり、食欲を抑えられなくなるという禁断症状が出て挫折。反動で食べすぎてリバウンドするケースもあります。もちろん、禁断症状を乗り越えれば、糖質オフダイエットの素晴らしいメリットが待っているのですが、簡単に壁を打ち破れないのが現実…。

そこで、提案するのが〝ズボラ糖質オフ〟です。ごはんもパンもいつもの半分に減らす程度なので、無理な我慢は必要なし！　ストレスフリーで続けられるのが〝ズボラ糖質オフ〟の最大のメリットです。

ズボラ糖質オフのイイトコロ

カロリーは気にしなくてOK!

カロリーが高い肉もガッツリどうぞ

無理な我慢は必要なし!

ストレスフリーで食事を楽しめます

飲み会・外食太りも心配無用!

賢くメニューを選べば糖質オフできます

肌や髪をキレイに保てる

老化の原因となる“糖化”(34ページ参照)を防げます

リバウンド知らず!

食習慣が改善され太りにくい体に!

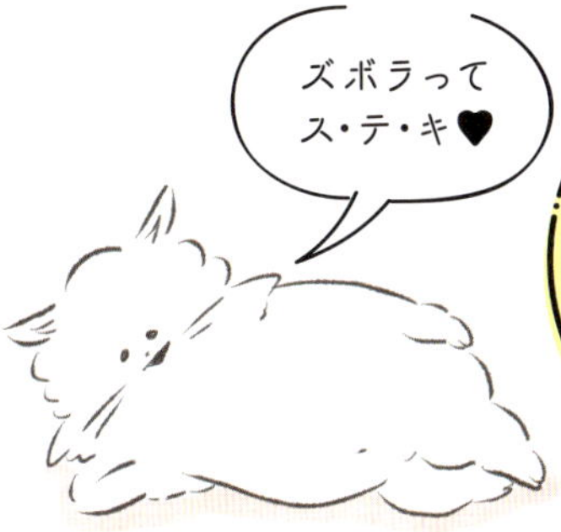

ズーちゃんのお悩み解決コラム
1

糖質中毒を克服したい！

糖質を完全にカットして、イライラしたりボーッとしたり、眠くなったりという症状が出たら、糖質中毒の可能性大！　糖質中毒の場合、お腹が空いていないのに空腹を感じたり、食べもののことばかりを考えてしまう傾向があります。まずは「その空腹は本物？」と問いかける癖をつけましょう。我慢できないときは、血糖値を上げないアーモンドを10粒ほど食べる、5分間運動するなど、自分をコントロールする方法を見つけましょう。

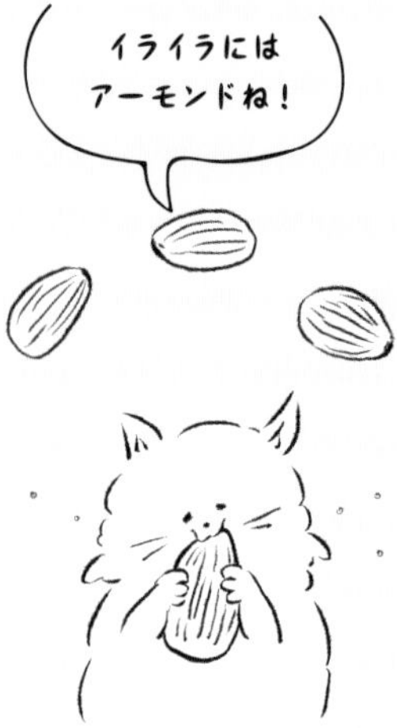

STEP 1 お茶を飲んで深呼吸

水分でお腹を満たし、深呼吸で高ぶった神経を鎮めよう

STEP 2 アーモンドを10粒食べる

アーモンドを1粒ずつゆっくり噛んで食べれば、お腹満足！

STEP 3 5分だけ体を動かす！

それでもイライラする場合は、5分間の運動で気分転換！

PART 2

ズボラ糖質オフレッスン スタート！

ズボラでOKの糖質オフダイエット。
まずは正しく実践するための
超簡単なルールを覚えることから
スタートしましょう！

ズボラ糖質オフのルールは超簡単！

「主食を半分にすることからスタート」

糖質オフでやせるためには、糖質が使われずに余り、体脂肪になるのを防ぐことが最優先。まずは、最も糖質が多い主食を半分に減らすことからスタートしましょう。合わせて、小麦粉や砂糖をたっぷり使ったケーキや焼き菓子、甘い清涼飲料水は涙をのんで卒業！　ざっくりとしたルールですが、これだけでも大幅に糖質オフできるんです。

26ページでは、ひと目でわかる主食の適量をご紹介。ズボラ糖質オフ的には、一日の糖質量の目標が女性90g、男性100gという設定なので、ごはんなら、一日にミニおにぎり2個を基本にしましょう。朝は食パン8枚切り1枚、昼と夜はミニおにぎり1個ずつにおかずを2〜3品食べても目標クリア！　これなら無理なく実践できますね。

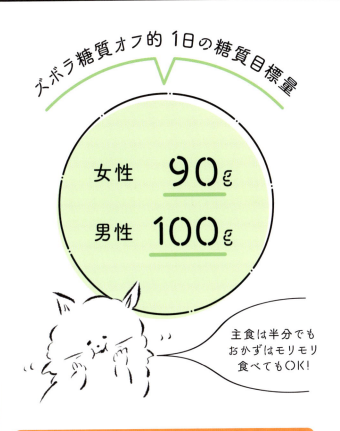

ズボラ糖質オフ的 1日の糖質目標量

女性 **90g**

男性 **100g**

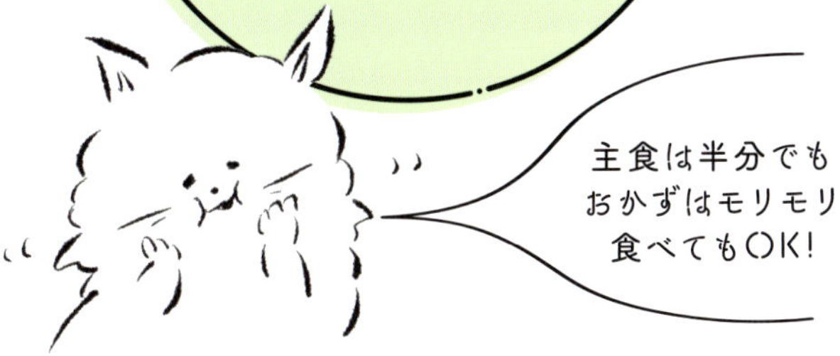
主食は半分でも
おかずはモリモリ
食べてもOK!

ズボラ糖質オフ的 3つの目標

❶主食を半分に減らす「主食ハーフ」に!

❷糖質たっぷりのスイーツとお別れ

❸清涼飲料水にサヨナラ!

1食分の量をチェック！

ミニおにぎり1個
（茶碗1／2杯分＝70g）

糖質量
25.8g

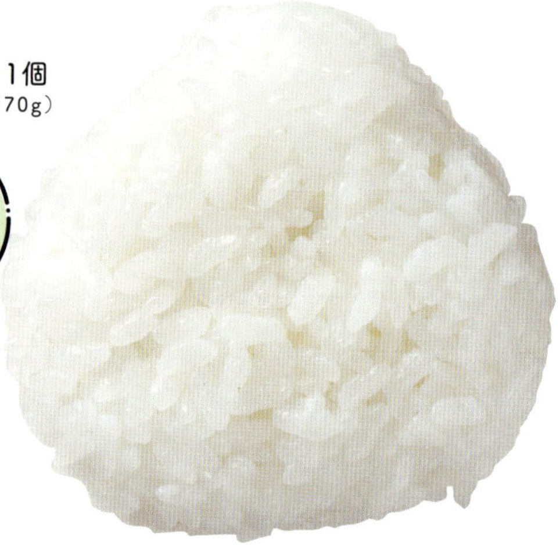

中華蒸し麺
1／2玉(75g)

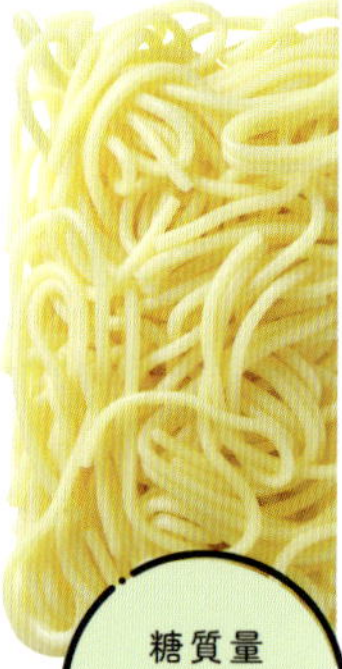

糖質量
33.4g

ゆでうどん
1／2玉(100g)

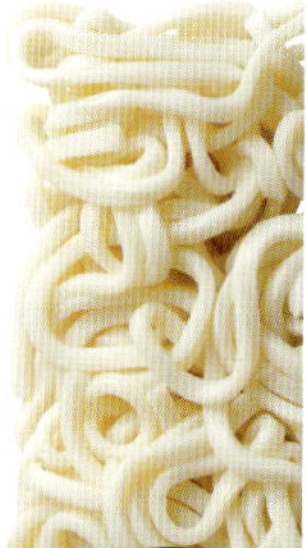

糖質量
20.8g

ゆでそば
1／2玉(80g)

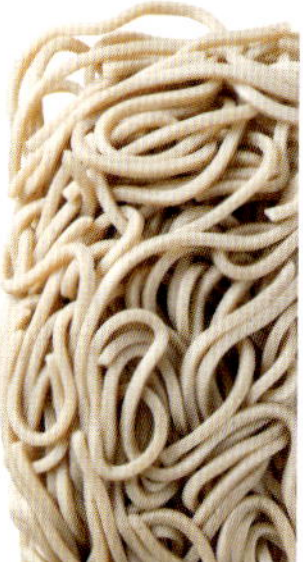

糖質量
19.2g

主食それぞれの

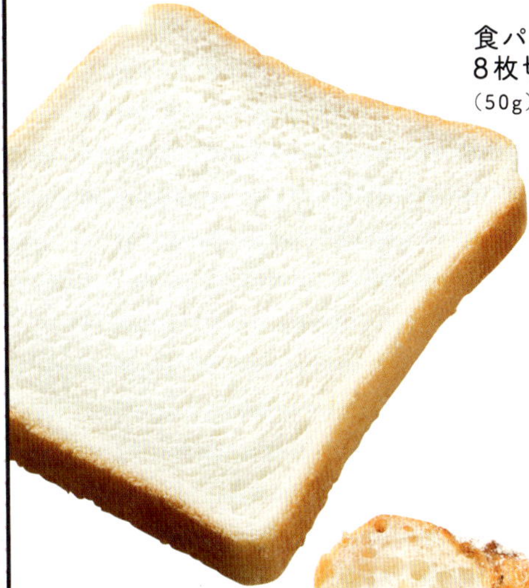

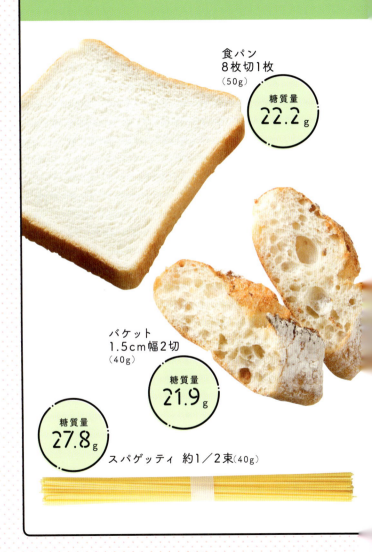

食パン
8枚切1枚
（50g）

糖質量
22.2g

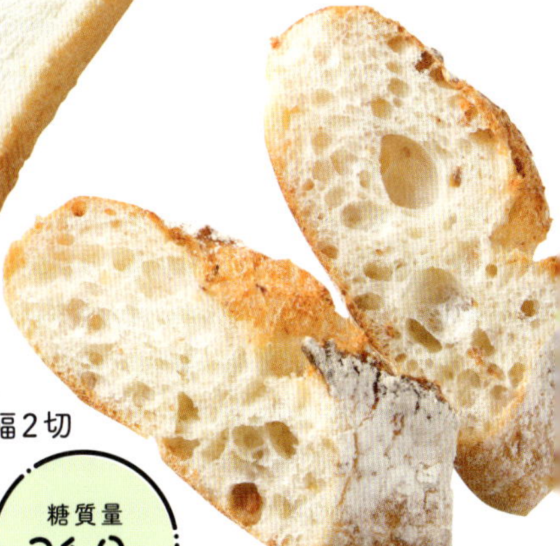

バケット
1.5cm幅2切
（40g）

糖質量
21.9g

糖質量
27.8g

スパゲッティ　約1／2束（40g）

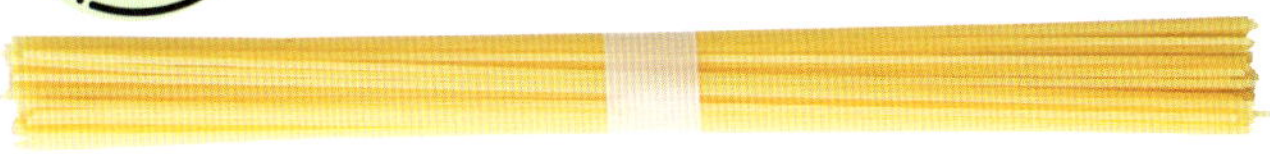

たくさん食べていい食材は？

「肉、魚介、チーズはたくさんどうぞ！」

主食は半分ですが、肉や魚介、野菜などはしっかり食べられます。タンパク質は体の材料となる大事な栄養素。肉、魚介、大豆食品、卵、乳製品をバランスよく摂ることが大切です。芋類を除く野菜やきのこ、海藻は食物繊維が多く、糖の吸収を穏やかにして血糖値の急上昇を予防。代謝を促すビタミン、ミネラルも含まれ、ダイエットを後押しします。

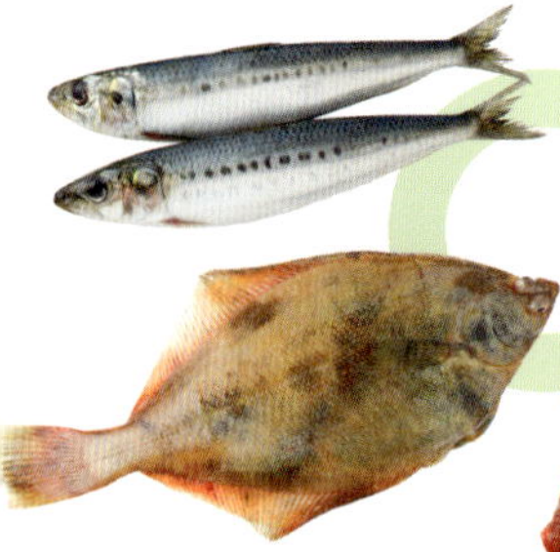

肉、魚介

牛、豚、鶏、ラム、レバーも低糖質食材。ハムやウインナー、ベーコンなどの肉加工品も◎

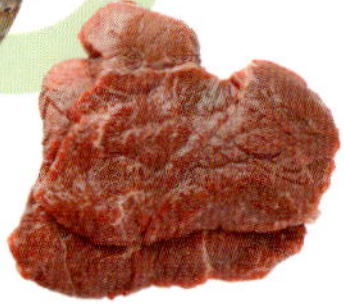

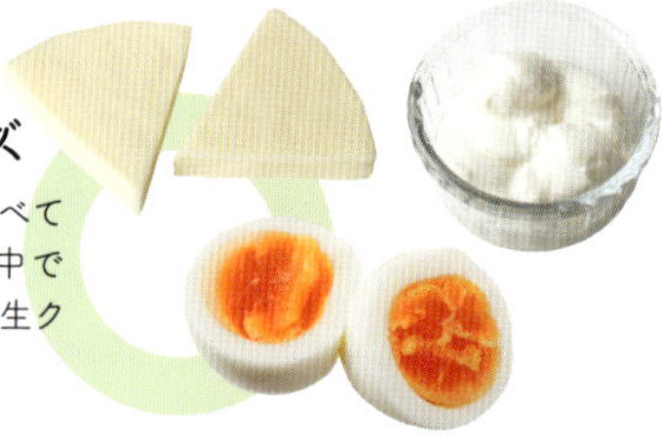

卵、チーズ

卵は1日に数個食べてもOK。乳製品の中ではチーズ、バター、生クリームもおすすめ

大豆食品

大豆は豆類の中では糖質量が少なく、タンパク質、食物繊維を多く含む

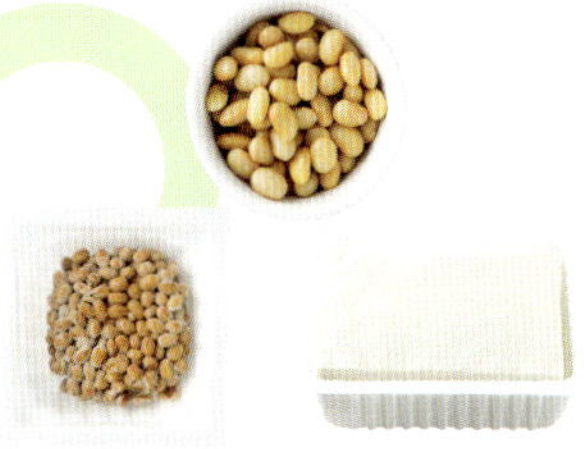

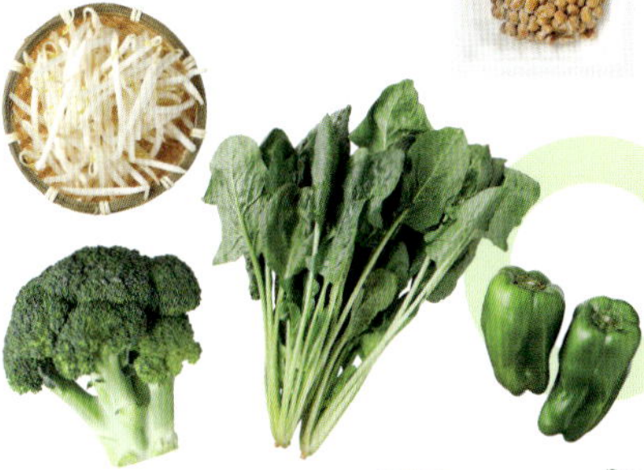

野菜

ほうれん草、小松菜、春菊などの青菜全般と、ブロッコリーやキャベツ、ピーマン、モヤシもOK。根菜は糖質が多いので控えめに

海藻

わかめ、ひじき、昆布、もずく、焼き海苔もたっぷりどうぞ。甘い佃煮はNG!

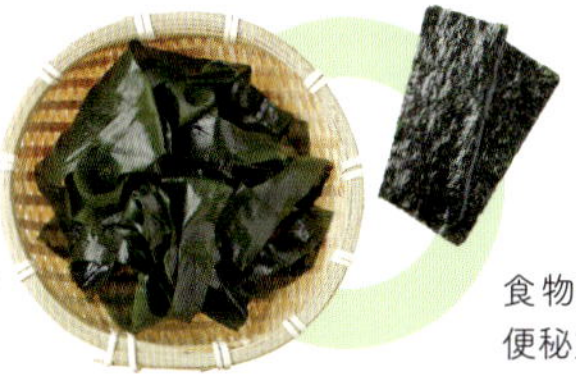

きのこ

食物繊維が多いので便秘対策にも有効

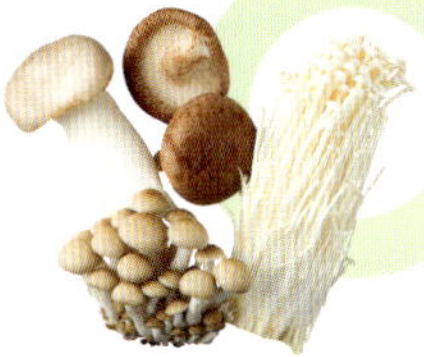

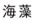

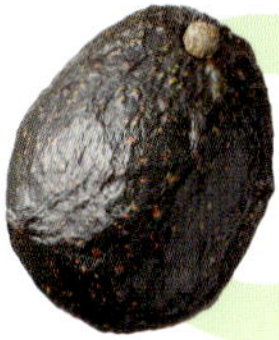

アボカド

果物の中で最も低糖質! 良質の油を含み、腹持ちがいいのも嬉しい

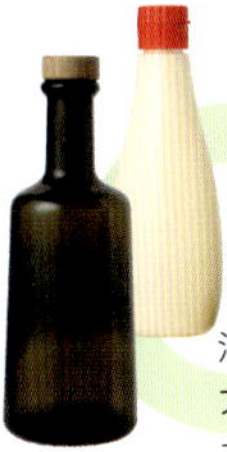

油・マヨネーズ

油脂類はすべて糖質オフダイエットの味方! マヨネーズは低脂肪より普通タイプのほうが低糖質

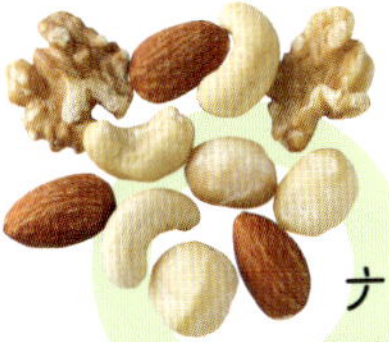

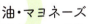

ナッツ

ナッツは低糖質なうえに満足感もしっかり。アンチエイジングにも貢献!

控えたほうがいい食品は？

「スイーツ、砂糖、主食は基本的にノーサンキュー」

糖質が多い食材といえば、主食のごはん、パン、麺に、砂糖などの甘い調味料。これらを基準に、糖質が多い食品を連想してみましょう。

米といえば、もちやせんべいも要注意。パンや麺の材料となる小麦粉といえば、ケーキや焼き菓子、砂糖といえば、あんこの和菓子もNG。加えて甘みが強い果物や野菜もチェックしておけば、ほぼ完璧です！

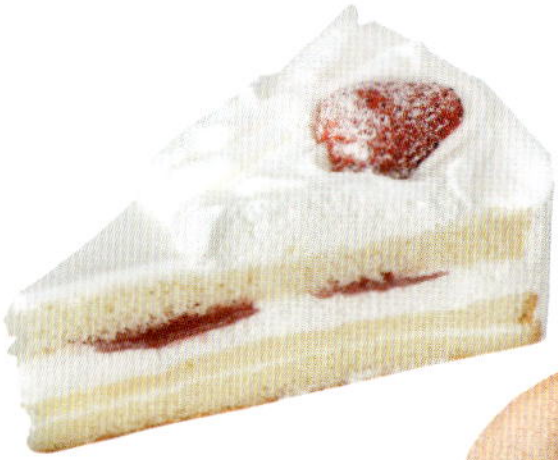
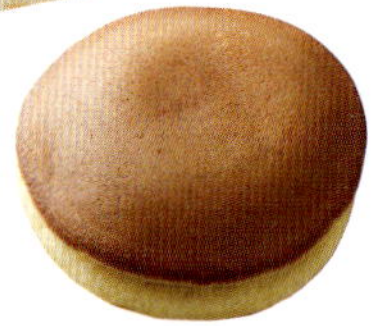
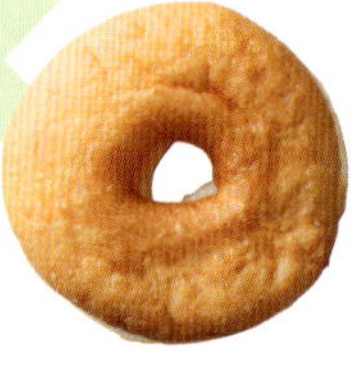

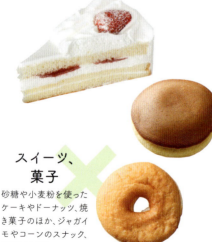

スイーツ、菓子

砂糖や小麦粉を使ったケーキやドーナッツ、焼き菓子のほか、ジャガイモやコーンのスナック、米菓子もNG

主食

穀物が原料の主食は、1食分を半量以下に減らそう。スパッとオフできれば理想的！

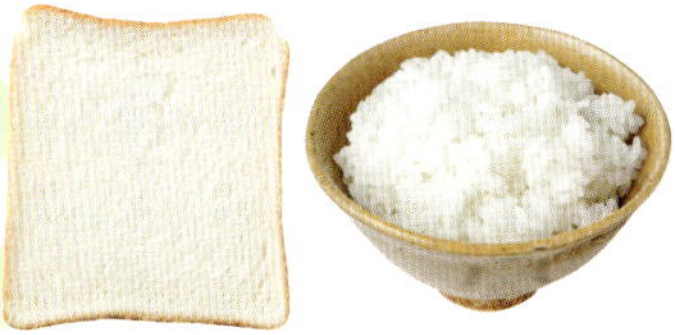

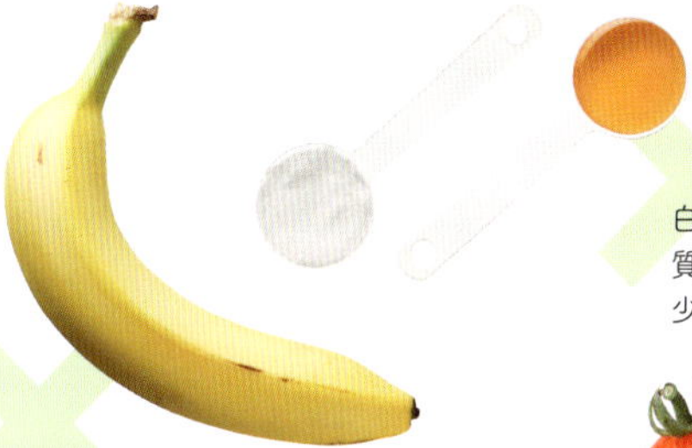

白砂糖、はちみつ

白砂糖やはちみつは糖質の塊！　使う場合も少量が鉄則

果物

高糖質のバナナ、柿、ぶどう、シロップ漬けにされた缶詰も控えて！

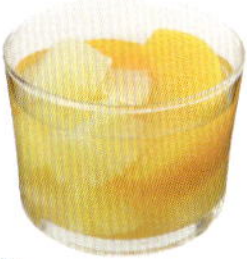

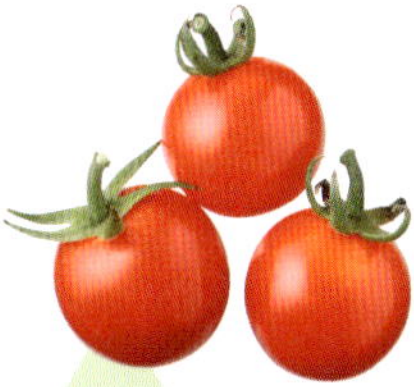

フルーツトマト

糖度が高いフルーツトマトは食べすぎないように。普通のトマトは1食あたり1個が目安

コーン

穀類の一種であるコーンは糖質が多め。食物繊維も多いが、食べすぎは禁物

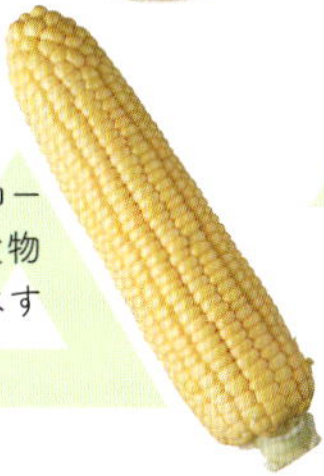

根菜、カボチャ

根菜は大根以外は全般的に糖質が多い。ホックリ甘いカボチャも控えめに

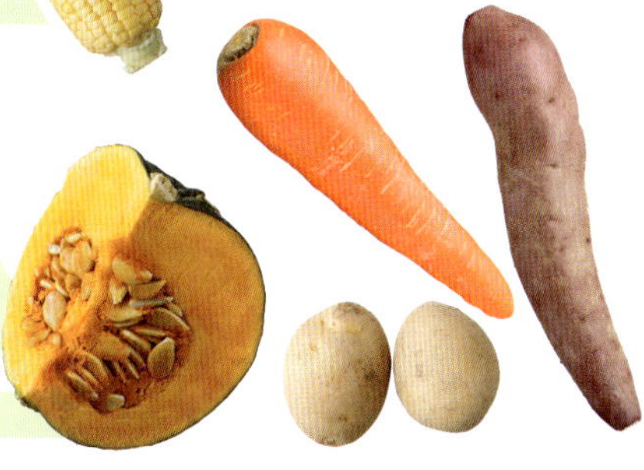

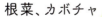

“壁”克服法！

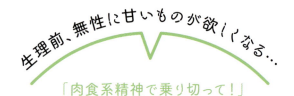

生理前、無性に甘いものが欲しくなる…

「肉食系精神で乗り切って！」

生理が近づくと、プロゲステロンという女性ホルモンが増え、イライラしたり気分が落ち込んだり、食欲が乱れがちになります。これがPMS（月経前症候群）です。

生理前に、無性に甘いものが欲しくなるのも自然のリズム。気にしすぎる必要はありません。血糖値を上げない肉や大豆食品をしっかり食べて、貧血を防ぐとともに、食欲を上手にコントロールしましょう。

月経周期と女性ホルモンと体のサイクル（28日周期の場合）

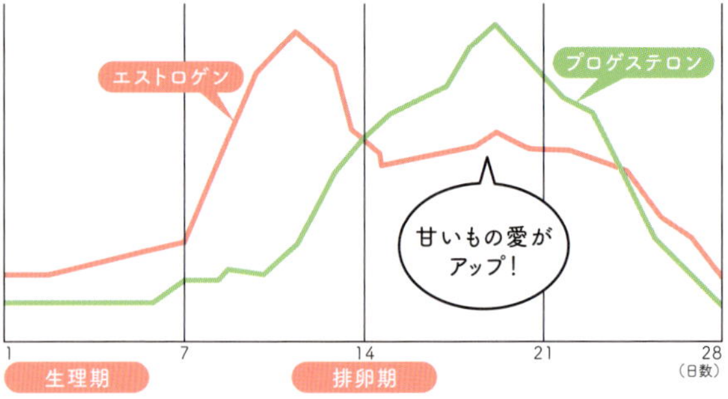

ズボラ糖質オフの

ごはんを減らすと便秘になりがち…

「野菜と水分をたっぷり摂りましょう」

糖質オフでごはんやパン、麺類など、主食を減らすと、便のカサが減って便秘になりがちという人も。

便秘を解消するためには、食物繊維をたくさん含む野菜や海藻類、きのこ、大豆などをバランスよく食べること、そして便を出やすくするために水分をたっぷり摂ることが大切です。特に朝は、排便のスイッチが入りやすい時間なので、起き抜けに冷たい水を飲むとよいでしょう。

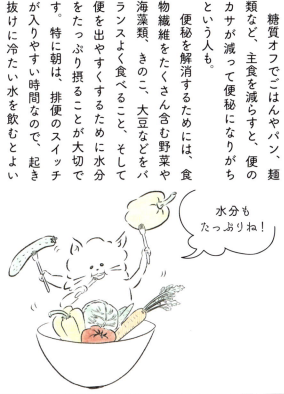

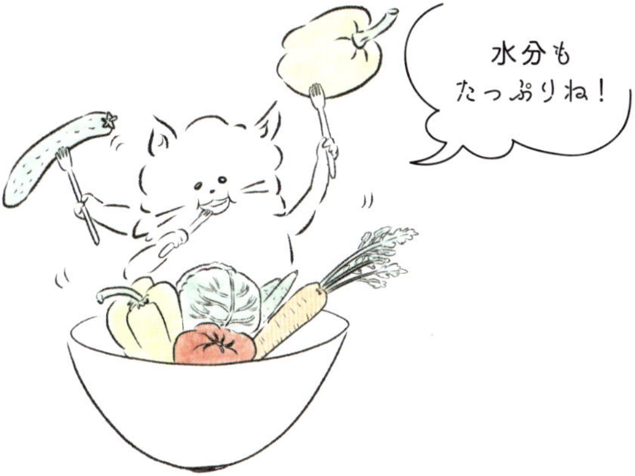

ズーちゃんの
お悩み解決
コラム
2

美容の敵
「糖化」が怖～い！

「糖化」とは、高血糖が続くことで起こるタンパク質の劣化のこと。体内で余った糖が体中のタンパク質とくっついて熱を帯び、タンパク質をカラメルコーティングしたような状態になると、老化の原因となるAGE（終末糖化産物）できます。これによって肌や血管などのタンパク質は機能を失い、お肌はシワシワ、血管はダメージを受けてガチゴチになってしまうのです。なんとも恐ろしい「糖化」ですが、糖質オフダイエットなら心配はご無用！肌も血管も健やかに保つことができます。

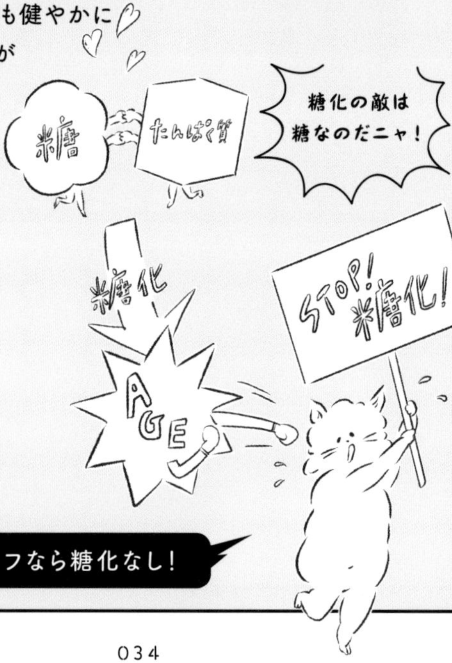
糖
たんぱく質
糖化の敵は糖なのだニャ！
糖化
AGE
STOP! 糖化!
糖質オフなら糖化なし！

PART 3

ズボラ糖質オフレッスン コンビニ＆外食編

コンビニや外食では、
メニューの賢い選び方がカギ。
糖質量をチェックして
糖質DOWN術を実行しましょう！

※P42〜43、46〜47、50〜51では、
一般的な商品やメニューをもとに糖質量を算出しています。

コンビニ、外食はメニュー選びがカギ

「食材、調味料の糖質量をチェック!」

日本人の多くが糖質を摂りすぎているといわれています。その原因は、塩けが強いおかずに誘われて主食を食べすぎてしまうことのほかに、コンビニや外食の影響もあります。コンビニやスーパーのお弁当、外食の主食は、多くの人が満足できるように量が多めに設定されています。気にせずモリモリ食べていたならば、間違いなく糖質オーバーです! まずは主食の量を確認して、メニュー選びを見直しましょう。

例えばラーメン+半チャーハンのように、主食と主食を組み合わせがちな人や、甘い味つけやケチャップ味を選びがちな人も、糖質オーバーの可能性大です。糖質の多いメニューを見やぶるのは、意外と簡単。自分が食べるものへの意識を高めれば、自然と糖質オーバーは防げます!

メニュー選びはここをチェック

1

ヘルシーなイメージに惑わされない！

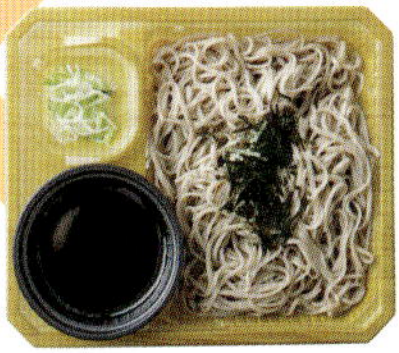

ざるそばや根菜の煮ものなどはヘルシーな和食のイメージですが、実は糖質がたくさん！　逆にボリューム満点のステーキのほうが低糖質です

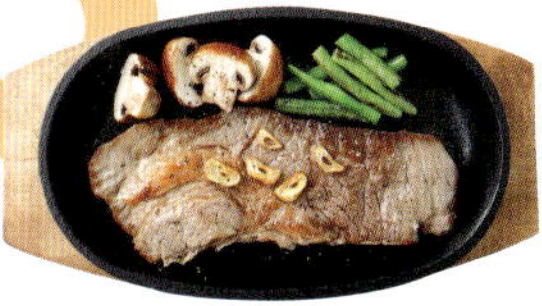

2

隠れ糖質に注意！

カレーのルーやデミグラスソース、シチュー、あんかけなどのとろみがついたもの、フライや天ぷらの衣には小麦粉が…。見えない糖質にもご用心！

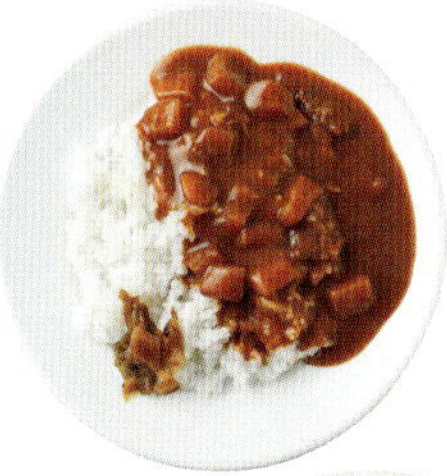

3

糖質が多い調味料もチェック！

ケチャップやめんつゆ、照り焼きだれなど、甘味が強い調味料は糖質が多め。使われている調味料にも目を向けましょう

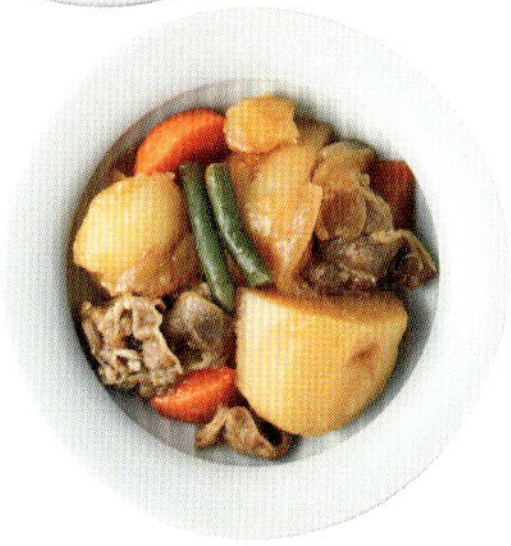

糖質を見極める目を鍛えよう！

「慣れれば自然と糖質オフできます！」

ここでは、コンビニや外食で糖質を摂りすぎないための〝糖質センサー〟の働かせ方を伝授しましょう。

まずは、主食から。コンビニで売られているおにぎり1個のごはんの量は1個約100g。これを基準にごはんの量を想像してみると、幕の内弁当なら、おにぎり2～3個分のごはんが詰められているのがわかります。これは確実に糖質オーバー。

おかずを見てみると、甘辛味の煮ものには砂糖が使われているから糖質オン。揚げものには衣に小麦粉やパン粉が使われているからさらに糖質オン。おかずの下に潜むパスタ、ポテトサラダのジャガイモ、佃煮の砂糖…という具合に、食材を確認し、使われている調味料も想像しましょう。慣れればどんどん糖質センサーの感度がアップします！

糖質センサースイッチオン！

揚げもの

衣の小麦粉＆パン粉を見逃さないで！

衣に使われている小麦粉＆パン粉で一気に糖質量がアップ。芋を使ったコロッケなら糖質量がさらにアップ！

スパゲッティ

フライの下に潜む糖質の罠!?

つけ合わせに使われるスパゲッティも立派な糖質源。たとえ50gでも糖質量は15gも！

煮もの

一見ヘルシー。だけど糖質の宝庫！

具材の根菜は糖質が多いうえ、和の煮ものは味つけに砂糖やみりんを使うことが多いので要注意！

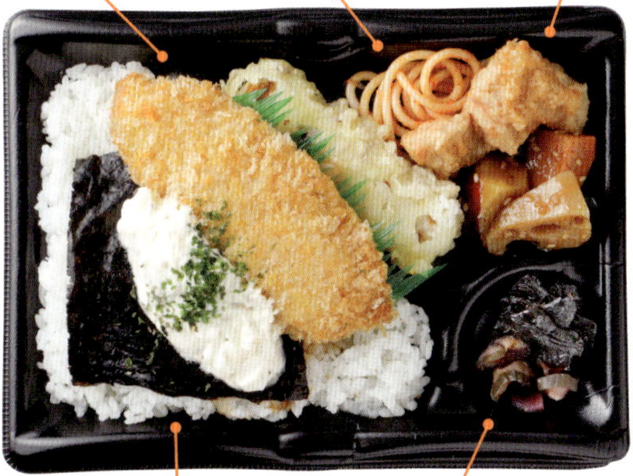

ごはん

標準量250〜300gは1日分の糖質量！

外食やコンビニ弁当のごはんは多め。1食でズボラ糖質オフ的1日分の糖質量に達してしまうことも…

佃煮

たっぷりの砂糖で味付けされている！

佃煮にはたくさんの砂糖が。量は少なくても、ごはんと一緒に食べれば確実に糖質アップ！

ズボラ糖質オフLESSON

【コンビニ】

糖質をオフする気持ちが揺るがなければ、コンビニメニューでズボラ糖質オフを実践するのはとっても簡単。ぱっと見て、糖質が多いかどうかがわからなければ、栄養成分表示の糖質量をチェックすればいいんです（栄養成分表示の見方は56ページ参照）。これを繰り返すことで、おおまかな糖質量が自然と頭にインプットされ、表示を見なくても糖質が多いか少ないかの判断ができるようになります。

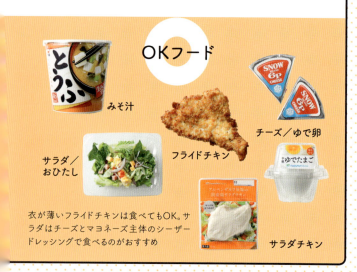

OKフード

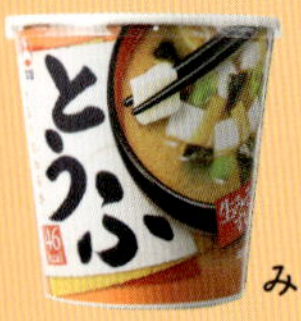

みそ汁

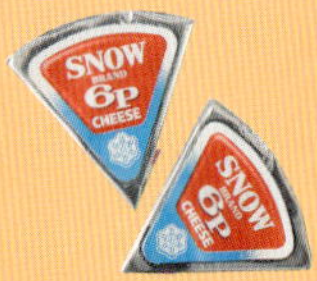

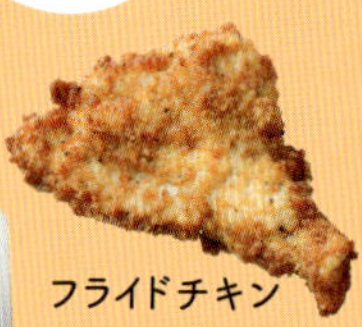

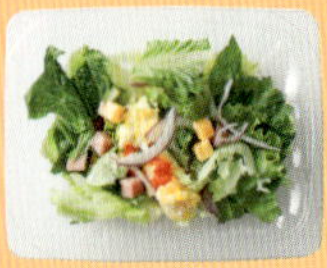

チーズ／ゆで卵

フライドチキン

サラダ／おひたし

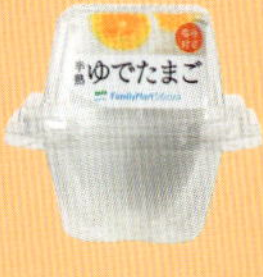

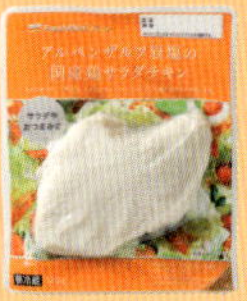

サラダチキン

衣が薄いフライドチキンは食べてもOK。サラダはチーズとマヨネーズ主体のシーザードレッシングで食べるのがおすすめ

メニュー選びのチェックポイント

1 主食の量をチェック！
弁当は主食が多め。ミニサイズを選ぼう

2 食材、味付けをチェック！
芋類、ケチャップ味、甘い味付けは控えよう

3 栄養成分表示で糖質量をチェック！
1食あたり30〜40gを目安にしよう

※糖質量の記載がない場合は「炭水化物ー食物繊維＝糖質量」

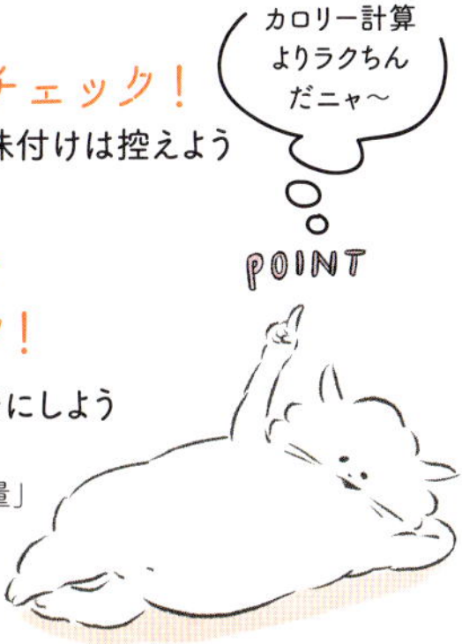

カロリー計算よりラクちんだニャ〜
POINT

控えめフード

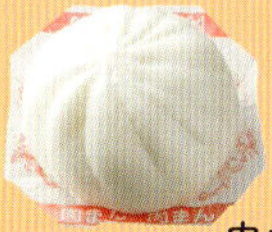
肉まん

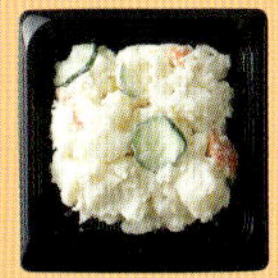

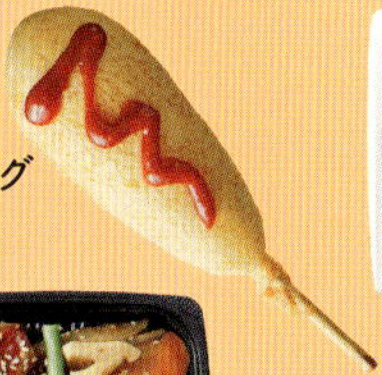
ホットドッグ

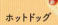

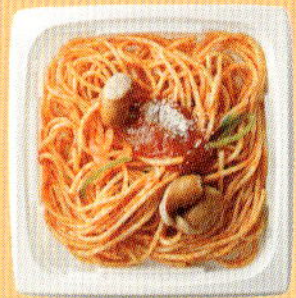
麺類

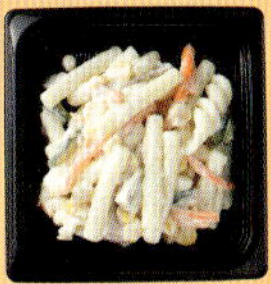
ポテトサラダ／マカロニサラダ

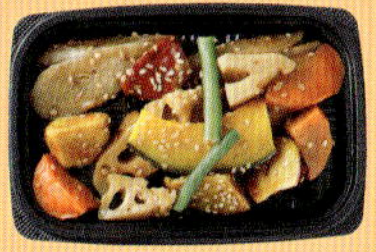
根菜の煮もの

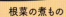

芋類や根菜を使ったものや小麦粉を使ったメニューは要注意！ お弁当の麺類は量が多めなので控えめに

食の糖質DOWN術！

●コーンパン
●クリームスープパスタ
糖質量68.4g

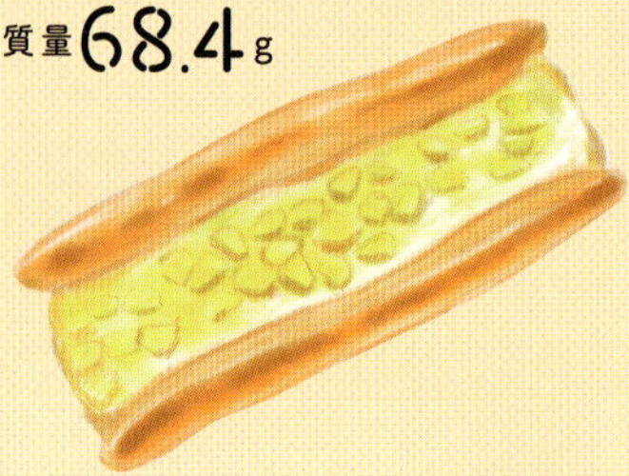

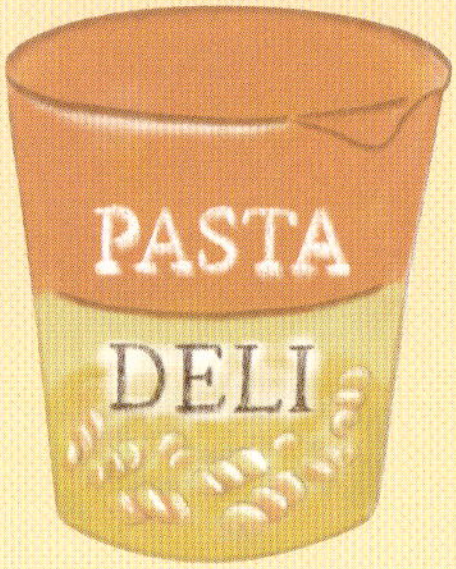

−28.0g！

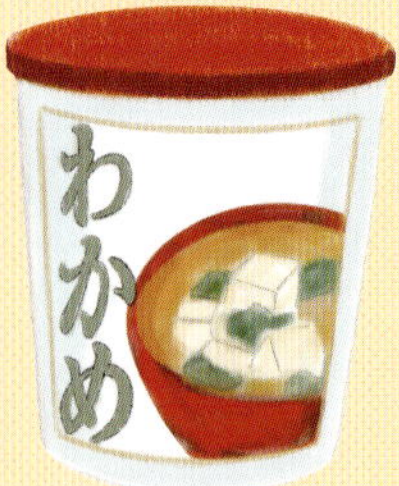

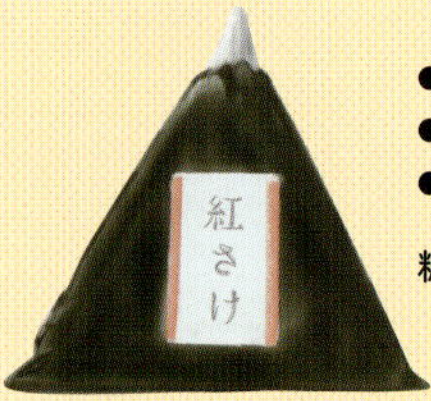

●おにぎり
●みそ汁
●だし巻き卵
糖質量40.4g

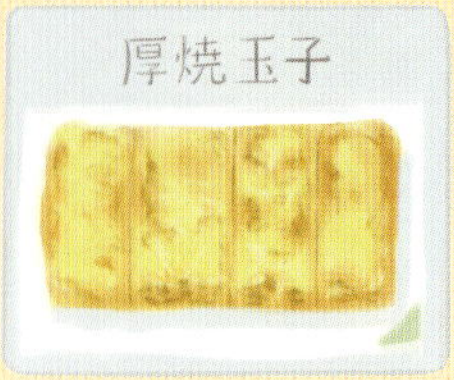

だし巻き卵とみそ汁で糖質オフ&満足感アップ

パンとコーン、さらにスープのパスタはトリプルで糖質オーバー！ おにぎり&みそ汁のセットにチェンジ、だし巻き卵をプラスすれば糖質を大幅カット

ラクラクできる！ コンビニ

●ナポリタン弁当
●コーンポタージュ

糖質量111.2g

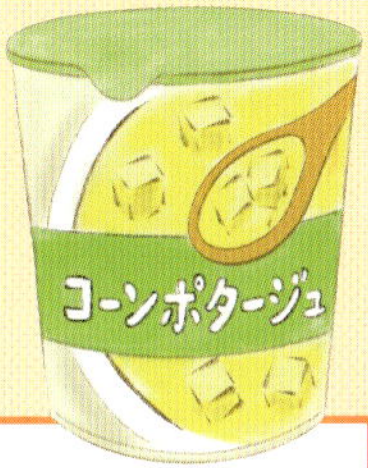

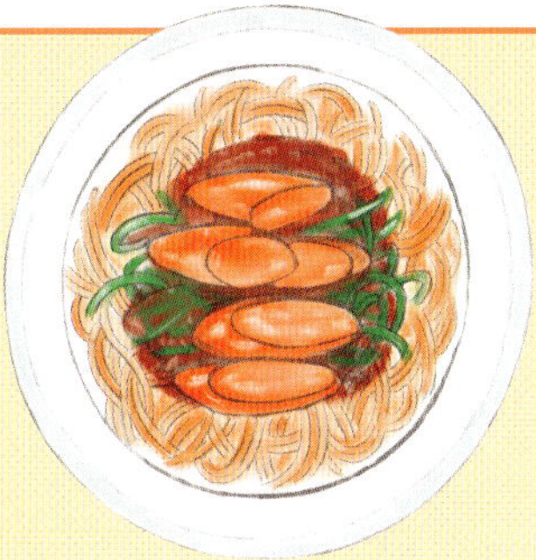

−84.6g！

●レタスハムサンド
●フライドチキン

糖質量26.6g

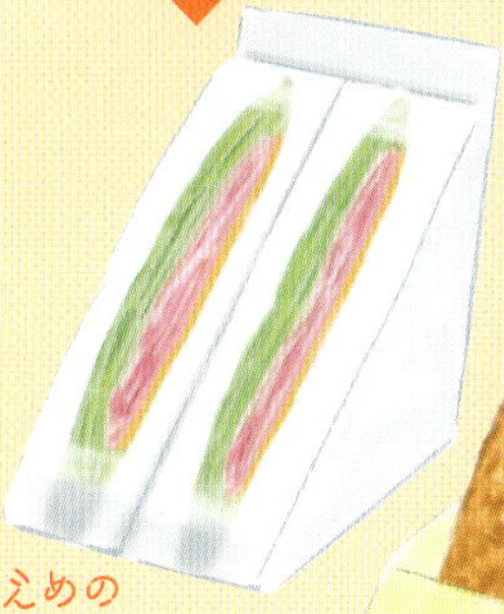

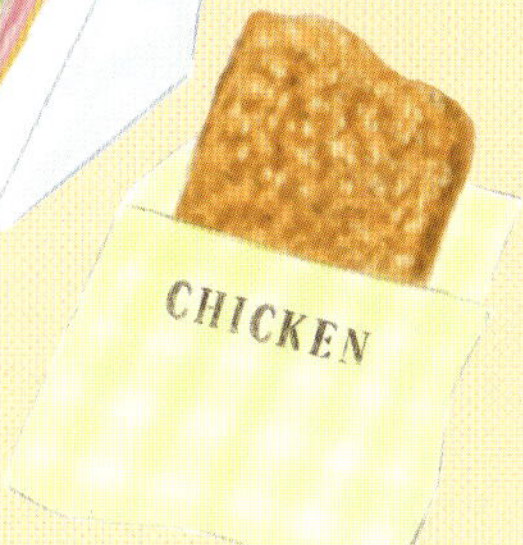

揚げものは糖質控えめのフライドチキンを！

ケチャップたっぷりのナポリタン、コーンポタージュはともに糖質が多い。サンドイッチとフライドチキンで糖質をカット！

ズボラ糖質オフLESSON

【レストラン】

レストランでは、注文時に「ごはん（パン）は半分に」と伝えましょう。また、あんかけ、ソース、ルーは、片栗粉や小麦粉が使われているので避けるのがベター。小麦粉や米粉の皮を使ったギョウザや春巻きなども要注意です。1個の糖質量は少量でも、数個食べてごはんをプラスすれば、あっという間に糖質オーバー。外食の落とし穴は「隠れ糖質と少しの油断」なのです。

OKフード

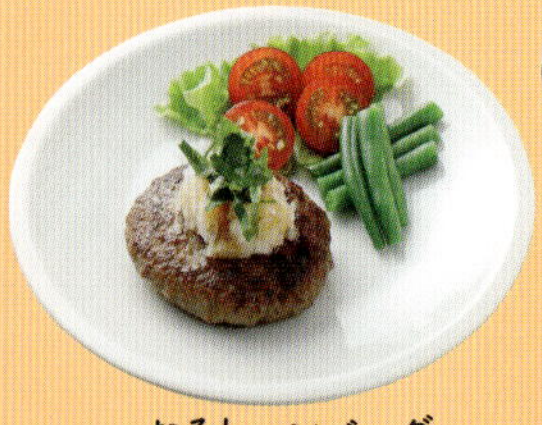

おろしハンバーグ

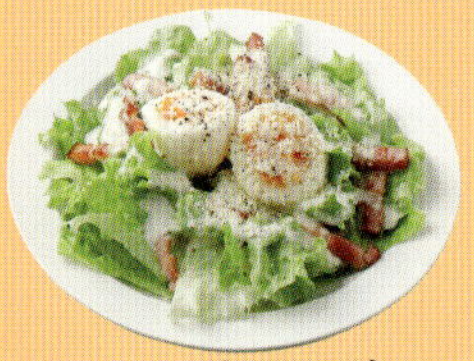

シーザーサラダ

シーザーサラダのドレッシングやシンプルなステーキ、ハンバーグは調味料の糖質も控えめ。バターソテーもGOOD!

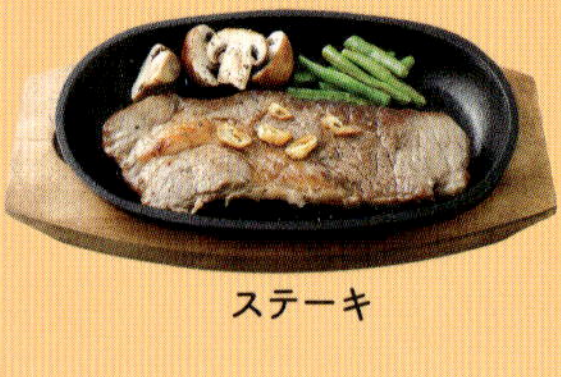

ステーキ

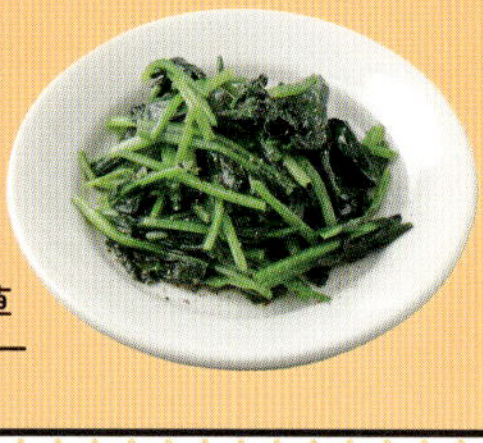

ほうれん草
バターソテー

メニュー選びのチェックポイント

1 主食は“ハーフ”を注文しよう

外食のごはんや麺はやや多めなので半量に

2 ソースやルウ、あんは控えよ

とろみのあるものは小麦粉や
片栗粉入りと覚えよう

3 点心の皮や揚げものの衣もチェック！

ギョウザや春巻きの皮、
衣が厚い揚げものにも糖質が！

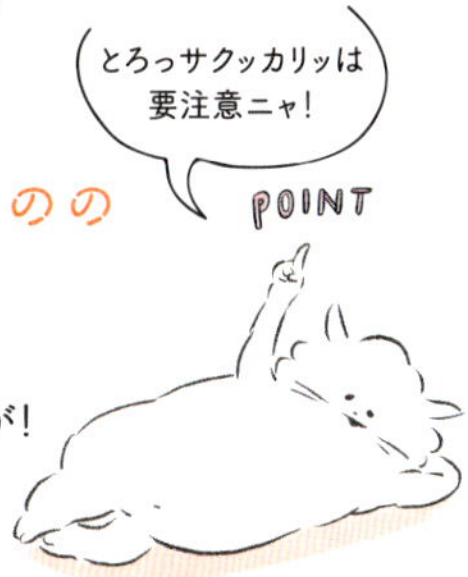

とろっサクッカリッは
要注意ニャ！
POINT

控えめフード

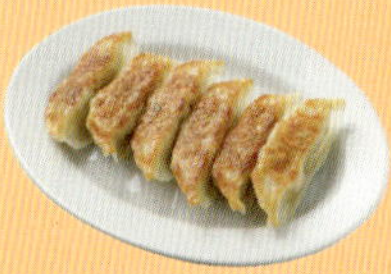

ギョウザ／春巻き

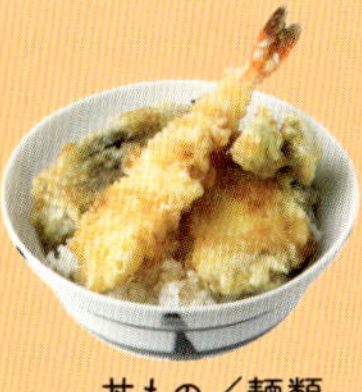

丼もの／麺類

カツカレー

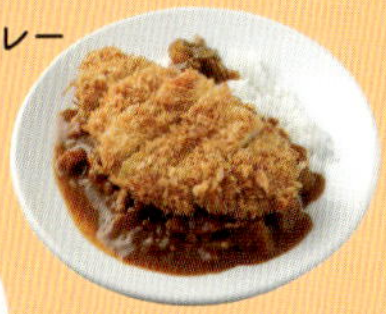

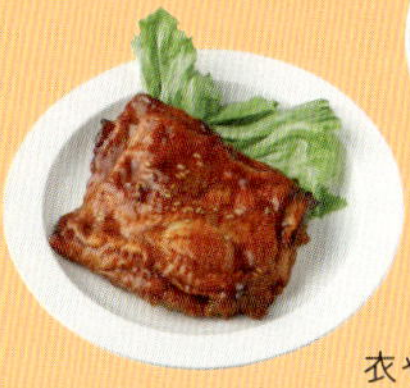

照り焼き／角煮

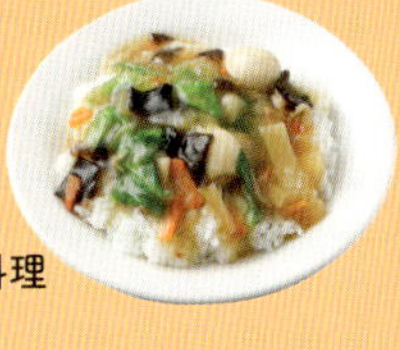

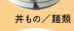

あんかけ料理

衣やあんかけ、ルウの小麦粉や片栗粉に注意！　外食の
丼ものはごはんも多めなので、糖質オーバーになりやすい

の糖質DOWN術！

●カレーライス
（ごはん200g）

糖質量112.0g

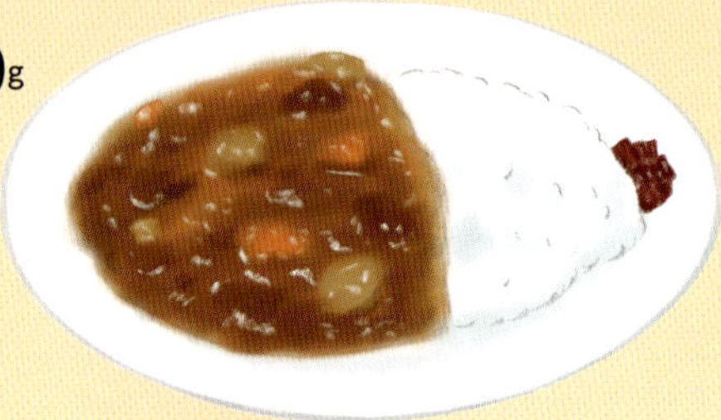

−69.2g！

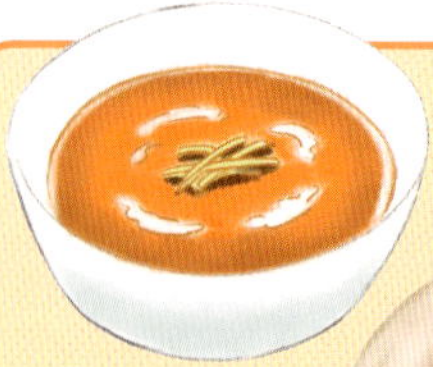

●インドカレー
●ナン（ハーフ50g）
●サラダ

糖質量42.8g

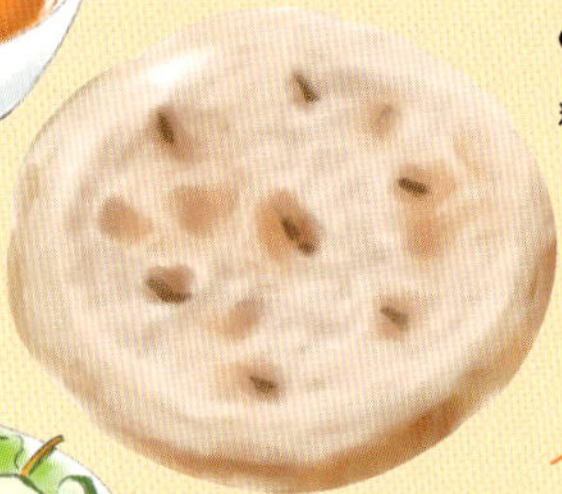

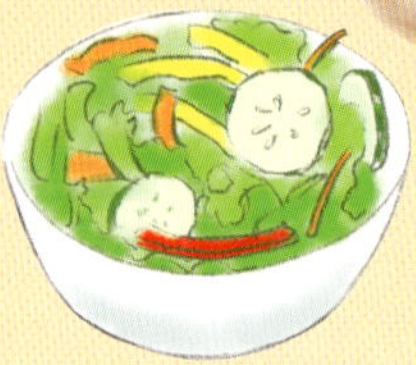

インドカレーで
ルウの糖質を大幅カット

欧風カレーはルウに小麦粉を使うが、インドカレーは小麦粉不使用なので糖質を大幅カット！ ただし、ナンはハーフサイズに

ラクラクできる！ レストラン

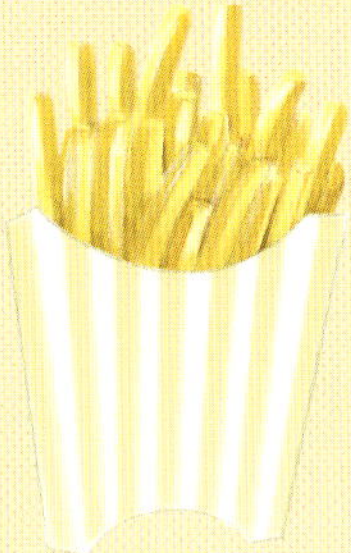

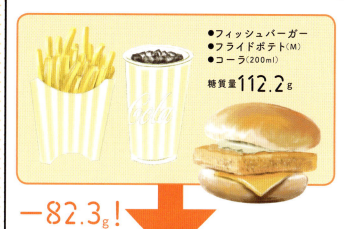

- フィッシュバーガー
- フライドポテト（M）
- コーラ（200ml）

糖質量112.2g

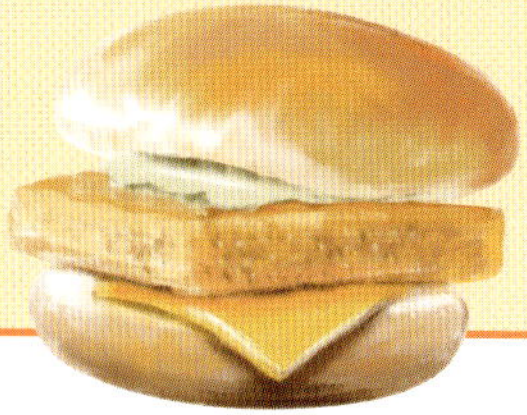

−82.3g！

- ベーコンレタスバーガー
- サラダ
- ブラックコーヒー

糖質量29.9g

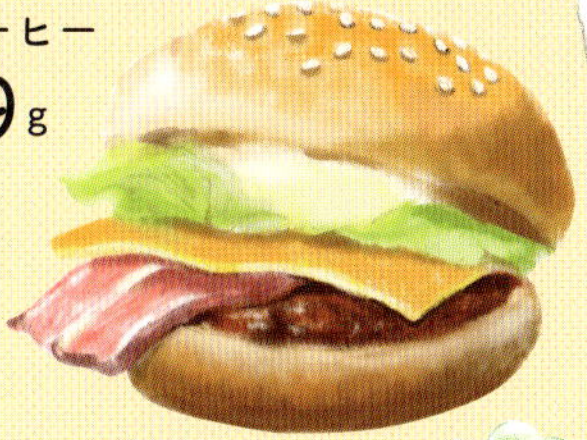

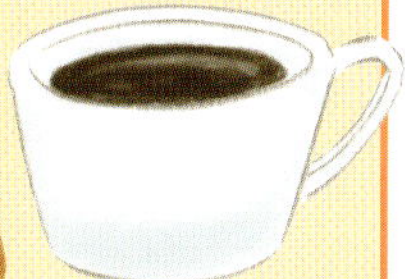

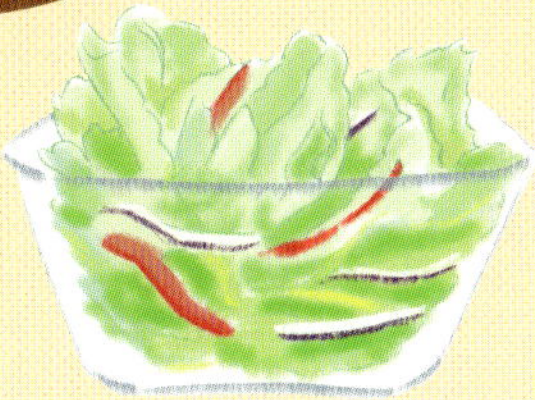

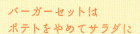

バーガーセットは ポテトをやめてサラダに

フライドポテトとコーラは思った以上に糖質が多いので要注意。サイドメニューは糖質控えめを徹底しよう！

ズボラ糖質オフLESSON

【居酒屋】

お酒は、ビール、日本酒、果実酒やカクテルなどを避けること。おつまみは、粉もの、芋類、〆を控えること。これだけを守ればＯＫです。もし、迷ってしまったら、素材がわかるシンプルなものを選べば安心。揚げものは、衣が薄いタコ唐揚げや軟骨揚げを選べばノープロブレム！　楽しいお酒の席だからこそ、脂質やカロリーを気にしなくていいのは嬉しいですね！

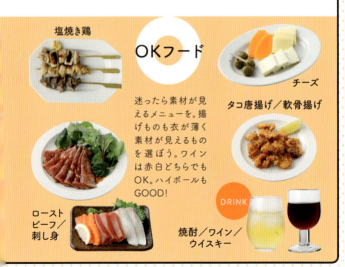

OKフード

迷ったら素材が見えるメニューを。揚げものも衣が薄く素材が見えるものを選ぼう。ワインは赤白どちらでもOK。ハイボールもGOOD!

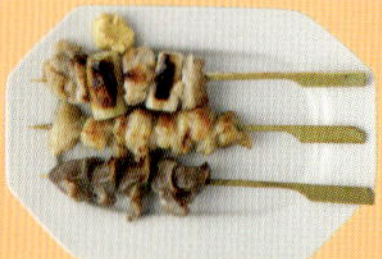
塩焼き鳥

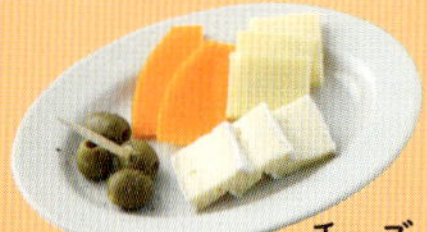
チーズ

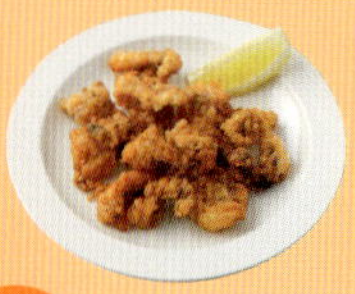
タコ唐揚げ／軟骨揚げ

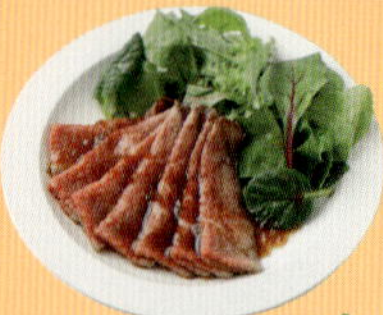

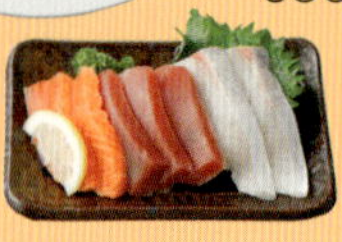
ローストビーフ／刺し身

DRINK

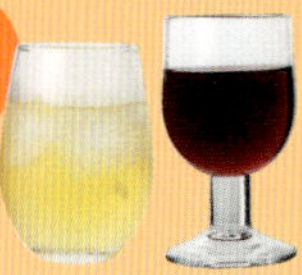
焼酎／ワイン／ウイスキー

メニュー選びのチェックポイント

1 お酒はワイン、焼酎、ウイスキーを
糖質が多いビールや果実酒などは控えて

2 おつまみは粉もの、芋類を控えよう
お好み焼きやピザ、ポテト料理にご用心

3 〆のごはんや麺は省略！
みそ汁などの汁ものでお腹を満たして！

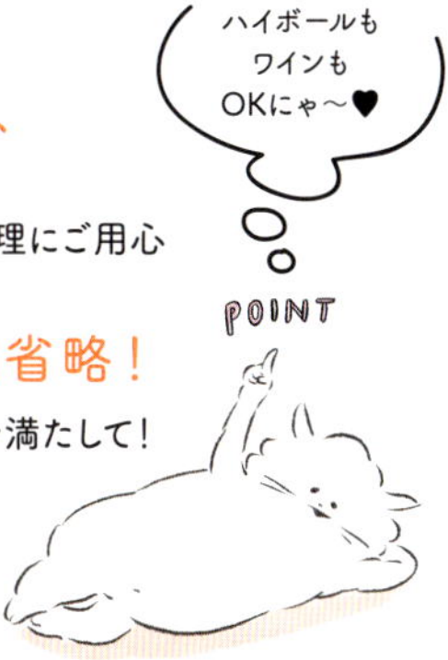

△ 控えめフード

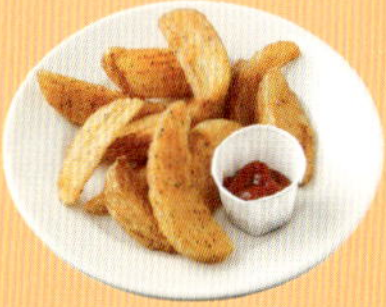
フライドポテト

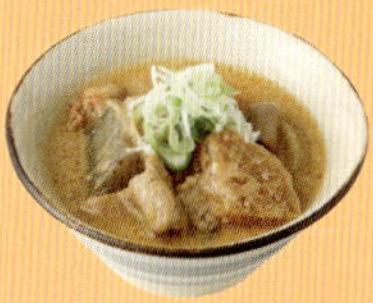
煮込み

小麦粉を使った粉ものや点心、ポテト、米粉の皮を使った生春巻きも食べすぎ注意。煮込みは根菜、みりんや酒を多く使っているので控えめに

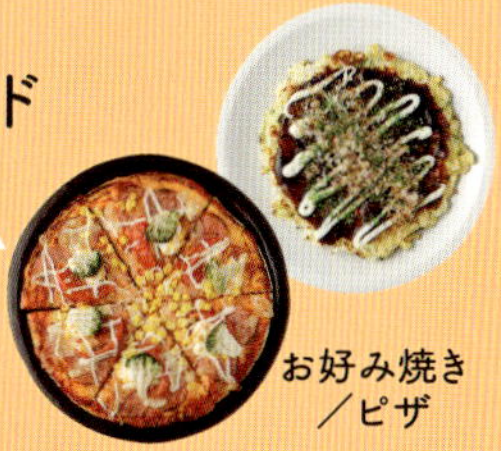
お好み焼き／ピザ

生春巻き／点心

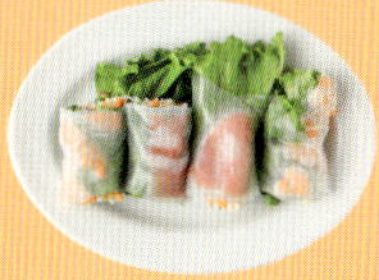

DRINK

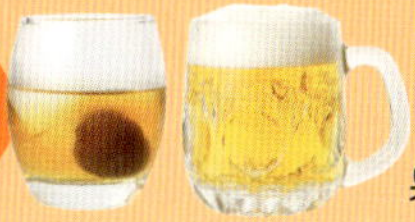
果実酒／ビール／日本酒

の糖質DOWN術！

- 角煮
- コロッケ
- 和風根菜サラダ
- 梅酒

糖質量 106.7g

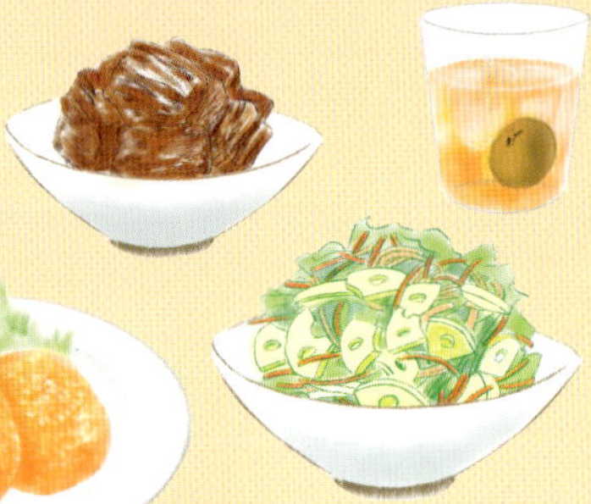

−89.8g！

- 焼き鳥（塩）
- 軟骨揚げ
- もやし炒め
- もずく酢
- ハイボール

糖質量 16.9g

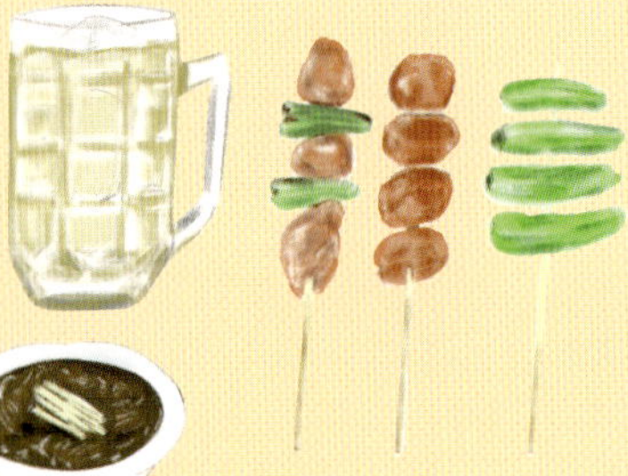

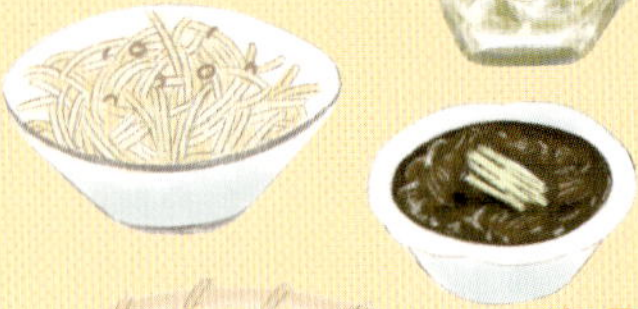

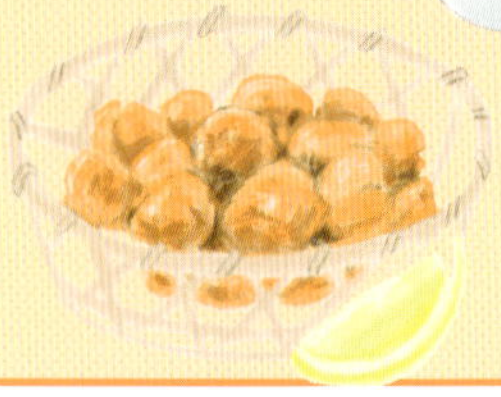

和風おつまみは
根菜と甘辛味に要注意

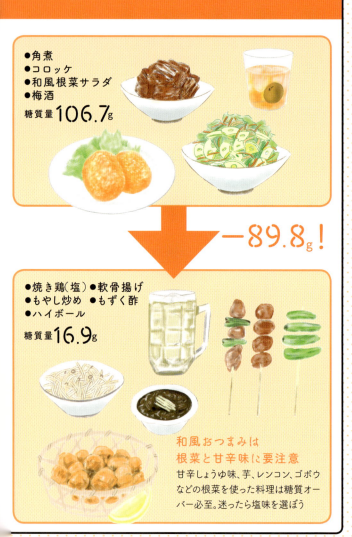

甘辛しょうゆ味、芋、レンコン、ゴボウなどの根菜を使った料理は糖質オーバー必至。迷ったら塩味を選ぼう

ラクラクできる！ 居酒屋

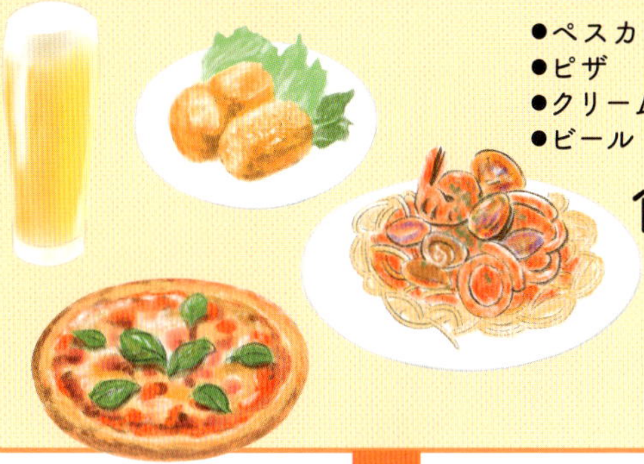

- ペスカトーレ
- ピザ
- クリームコロッケ
- ビール

糖質量 100.5g

−93.3g！

- タコのアヒージョ
- ローストビーフ
- チーズとオリーブのマリネ
- 赤ワイン

糖質量7.2g

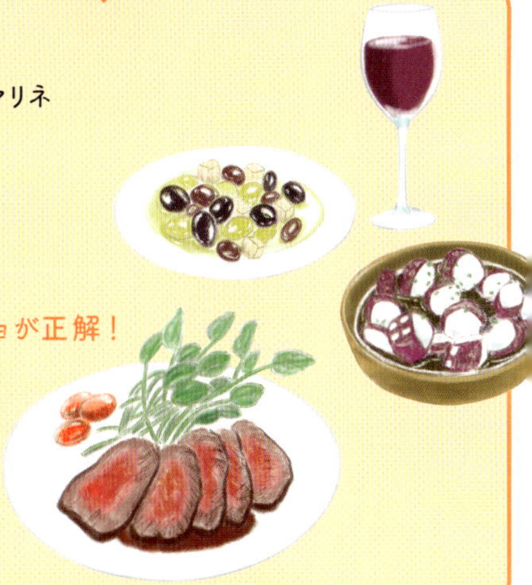

ピザ＆パスタより油たっぷりアヒージョが正解！

ピザもパスタも小麦粉が原料なので糖質オーバーは逃れられない。油が多くても血糖値を上げないアヒージョがGOOD！

ズボラ糖質オフ的、おやつの選び方

「おやつ一軍をローテーションで楽しむ」

小腹が空いたタイミングは、栄養がスムーズに活用される状態。そこで、健やかな体づくりに役立つ栄養を取り込めば、ダイエットの効率がアップ。無理な我慢は必要ないから、心も体もハッピーなんです！

もちろん、空腹時は血糖値が上がりやすいので、おやつのチョイスはとても大切。まずは、おやつの前に深呼吸をして、本当に小腹が空いているのかを見極めましょう。

お腹が満たされているなら、甘くないドリンクでひと息。本当に小腹が空いていると感じたら、糖質控えめでミネラルと食物繊維が豊富なナッツやカカオ70％以上のチョコを少し。こんな感じでゆる～く実践すればOK。54ページでは、定番にしたいおやつ一軍を紹介しているので、小腹対策にぜひ役立てて。

ズボラ糖質オフ的、おやつの鉄則

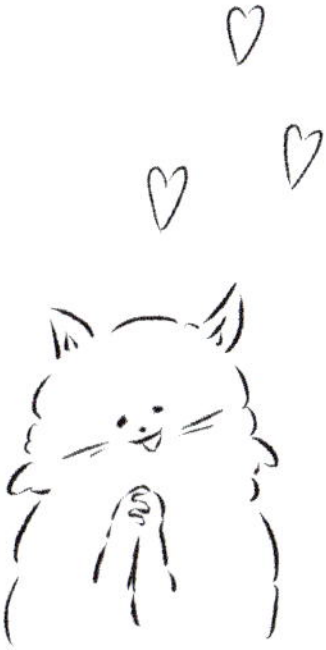

1

我慢のしすぎは禁物！

空腹を無理に我慢し続けると、ストレスホルモンが分泌されて太りやすくなります。糖質控えめのおやつを賢く取り入れましょう

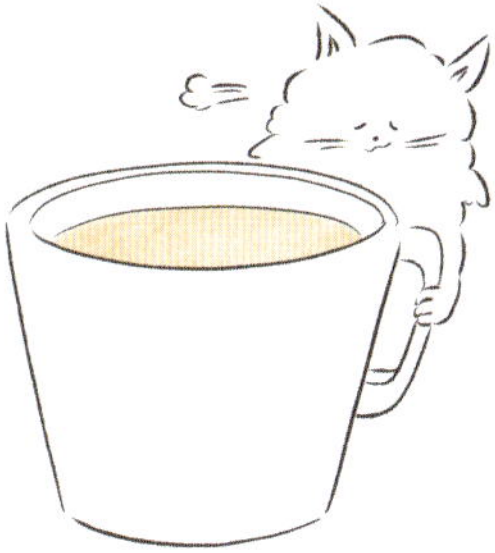

2

甘くないドリンクを飲む

無糖の豆乳ラテやアーモンドミルク、コーヒーなど、糖質オフのドリンクを飲んで小腹を満たせば、案外イライラがおさまることも

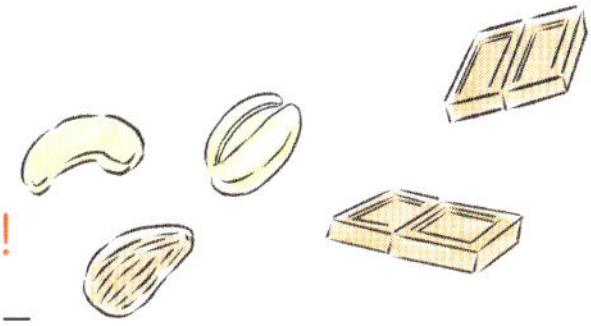

3

ナッツやビターチョコを！

ナッツやカカオ70%以上のビターチョコなど、糖質控えめのおやつを食べましょう。ミネラルや食物繊維を補給すれば体も喜びます！

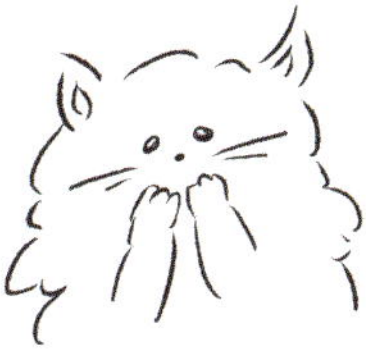

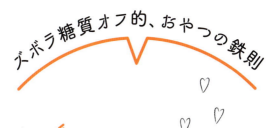

おやつガイド

※糖質量は「日本食品標準成分表2015年版（7訂）」をもとに算出しています（商品記載のデータを参照したものも含まれます）。

糖質量
10g
以下

できる子たち！おやつ一軍

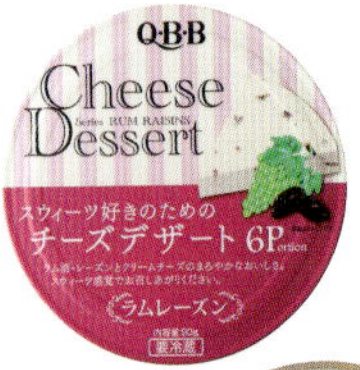

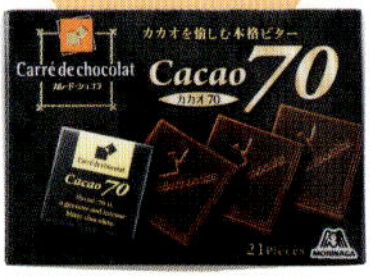

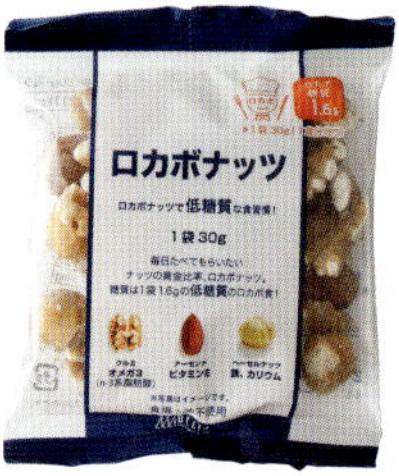

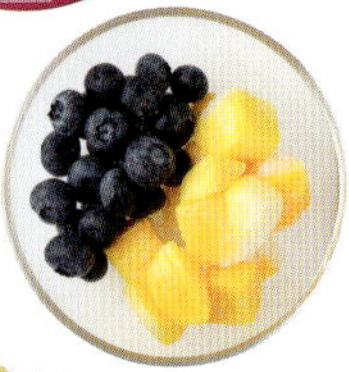

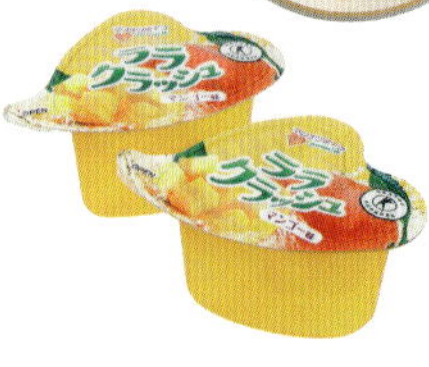

品目	1食の目安量	糖質量
チーズ	6Pチーズ1個	0.2g
無糖アーモンドミルク	200ml	0.6g
ブルーベリー	20粒	1.9g
レアチーズケーキ	1個（15g）	約2.4g
コンニャクゼリー	1個	2.2g
カカオ70% チョコ	2枚（9.6g）	3.6g
ミックスナッツ	30g	1.7g
ギリシャヨーグルト	1カップ	約3.4g
いちご	5粒	5.7g
コーヒーゼリー	1個	7.3g
マンゴー	50g	7.8g
メロン	1／8個	7.8g

小腹を満たす

糖質量
10~20g
以内

ちょっと甘い！おやつ二軍

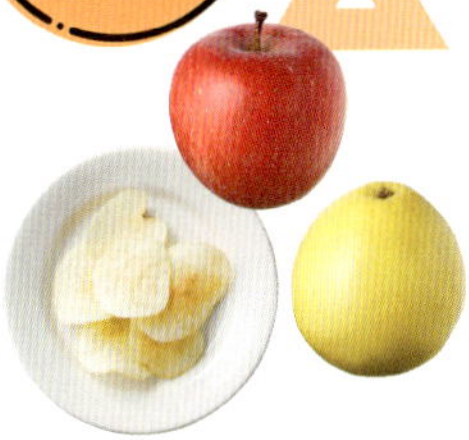

品目	1食の目安量	糖質量
みかん	1個	11.2g
りんご	1／4個	12.7g
グレープフルーツ	1／2個	13.5g
ポテトチップス	1／2袋(30g)	15.1g

糖質量
20g
以上

甘すぎる！戦力外

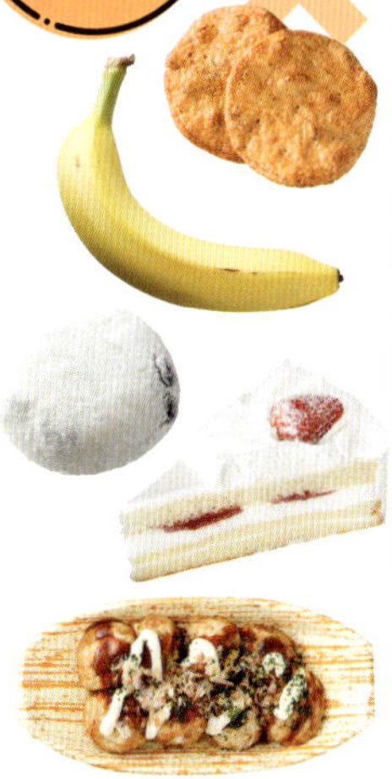

品目	1食の目安量	糖質量
バナナ	1本	21.4g
アイスクリーム	1カップ	23.2g
パウンドケーキ	1切50g	23.6g
せんべい	2枚	24.8g
シュークリーム	1個	25.3g
ショートケーキ	1カット	34.4g
大福もち	1個	35.2g
どら焼き	1個	38.9g
ドーナッツ	1個	41.3g
タコ焼き	10個	44.4g

商品表示を正しくチェック

「糖質の種類と特徴を知っておこう」

食品のパッケージには、たくさんの情報が記載されています。糖質オフのためにチェックすべきは、「栄養成分表示」と「原材料欄」。「栄養成分表示」では、含まれている糖質量や炭水化物量（糖質＋食物繊維）、「原材料欄」では糖質が多い材料が含まれているかが一目瞭然。下記に、それぞれの見方を解説しているので、チェックしましょう。

栄養成分表示の見方

栄養成分表示（100g あたり）			
エネルギー	00kcal	炭水化物	00g
たんぱく質	00g	ナトリウム	00g
脂質	00g	食物繊維	00g

成分量の単位をチェック！

栄養成分表示は100gあたり、または1袋あたりで表示される。糖質量が少ないと感じたものが、全量を食べると多くなることもあるので、惑わされないように

炭水化物と食物繊維の量から糖質量がわかる！

「炭水化物－食物繊維＝糖質」この計算式を覚えておけば、糖質量が把握できる。記載が炭水化物のみの場合は、炭水化物量から糖質が多い、少ないをイメージしよう

炭水化物と糖質、糖類の違いは？

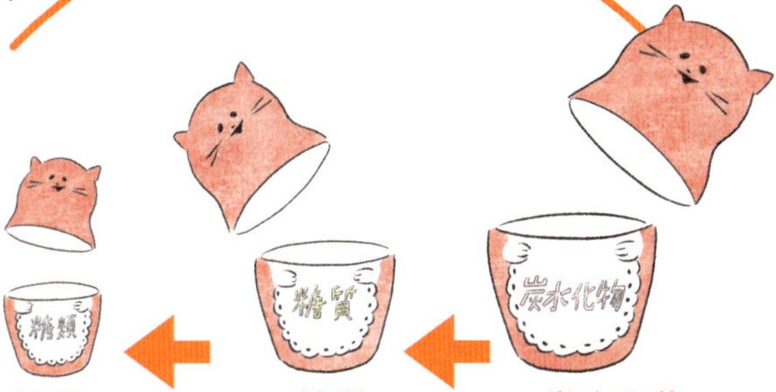

糖類

単糖類・二糖類

吸収速度が最も早い。砂糖（ショ糖）や果物に含まれる果糖（フルクトース）、サツマイモに含まれるトレハロースなどがある

糖質

炭水化物ー食物繊

米、小麦穀類に含まれるデンプンや動物性食品に含まれるグリコーゲン、ガムやアメに使われる甘味料のキシリトールなどが糖質に分類

炭水化物

糖質＋食物繊維

炭水化物が多くても、食物繊維も多く含まれていれば糖の吸収が穏やかになる。吸収に時間がかかるのも特徴

原材料欄の見方

●名称　幕の内弁当
●原材料名　ご飯、煮物（人参、ごぼう、レンコン）、鶏つくね、厚焼卵、大学芋、昆布煮（その他小麦、大豆由来原材料含む）、調味料（アミノ酸等）、pH 調整剤、着色料（カラメル、赤 102）、香料、甘味料（ステビア）

原材料の記載順は使用量が多い順

使われている原材料は使用量が多い順に記載される。つまり最初のほうに小麦粉や砂糖などが記されている場合は糖質が多いということ

甘味料の種類も見落とさないで！

甘味のもととなる糖には、砂糖やはちみつ、みりんなどの他、甘味料も含まれる。甘味料は、血糖値を上げにくいエリスリトールやステビアなら安心！

芋や根菜などもチェックしよう

原材料欄では、芋類や根菜など糖質が多い食材が使われていないかもチェック。登場順が早い場合は、使用量が多いと判断できる

ズーちゃんの
お悩み解決
コラム
3

女子会のノリで糖質を摂りすぎた…

メニューを冷静に選ぶことができれば、外食での糖質オフは楽勝ですが、時にはパーッと食べすぎちゃうことも…。そんなときは、体を動かしてサクッと消費！　なかったことにしちゃいましょう。翌朝もしっかり糖質をオフして余った糖質が脂肪になるのを防げば大丈夫！「糖質を摂りすぎたら、こまめにリセット」。これさえ実践できれば、神経質になりすぎなくてもいいんです！

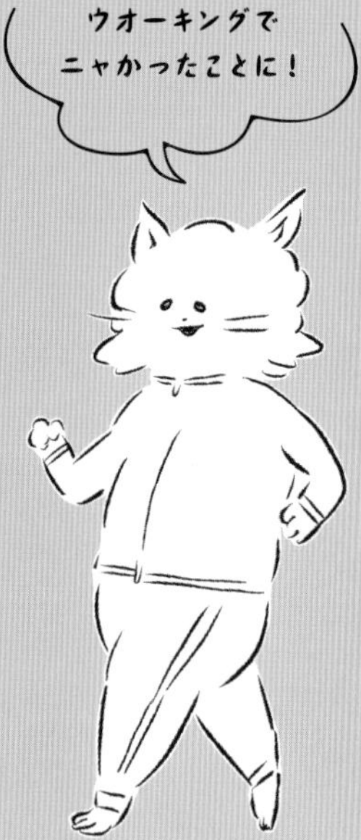

RESET 1 帰り道や帰宅後に軽〜くウオーキング

余った糖が脂肪に作り替えられる前に、運動をして消費してしまうのがベスト！　無理のない範囲で運動しましょう

RESET 2 翌日は朝からしっかり糖質オフ！

翌朝からは糖質オフを再開。合わせて糖質の代謝を高めるビタミンB_1の摂取を強化しましょう。狙い目は豚肉、枝豆です！

PART 4

ズボラ糖質オフレッスン ラクやせ作りおき編

自炊なら、使う食材が一目瞭然だから、
糖質オフを確実に実践できます。
ここでは、ズボラさんにおすすめの
超簡単作りおきとその活用術をご紹介！

作りおきは、ズボラさんにこそ効果的！

「ごはんの食べすぎもラクに防げます」

作りおきといえば、ちょっとていねいでマメなイメージがあるかもしれませんが、実はズボラさんにこそぴったりなんです。

理由のひとつは「手軽さ」。作りおきといっても、この本で紹介するレシピはどれも超簡単！　使うのは身近な材料のみ、手順は3つ以内だから、空いた時間にパパッと作れます。もちろん、保存しておけるので、一度の手間で何度も食べられるのが一番の魅力！

自炊は糖質を「ラクにオフできる」のも大きなメリットです。材料をすべて把握できるので、糖質のコントロールはお手のもの！　糖質が多い食材は、代替食材を活用したり、カサ増ししたり、満足感が出るように工夫したり。楽しみながら実践するのも、成功の秘訣です。

ズボラ糖質オフ的、作りおきのポイント

1

主食の食べすぎ予防はカサ増し、代替食で楽勝！

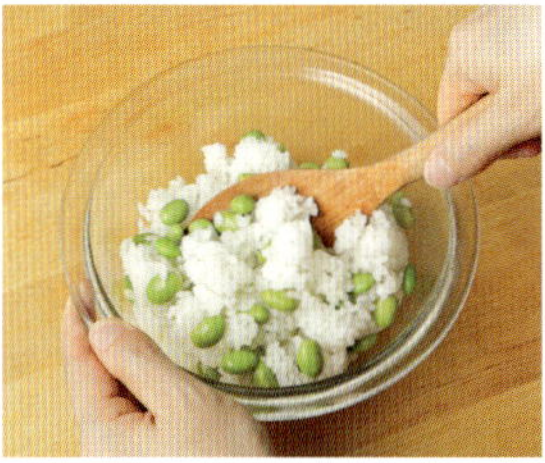

「ごはん、麺、パンLOVE」という人は、カサ増しや代替食を活用。作りおきなら一度の手間で数日実践可能。小分け保存で食べすぎ対策もバッチリ！

2

糖質が少ない食材はたっぷり使ってOK

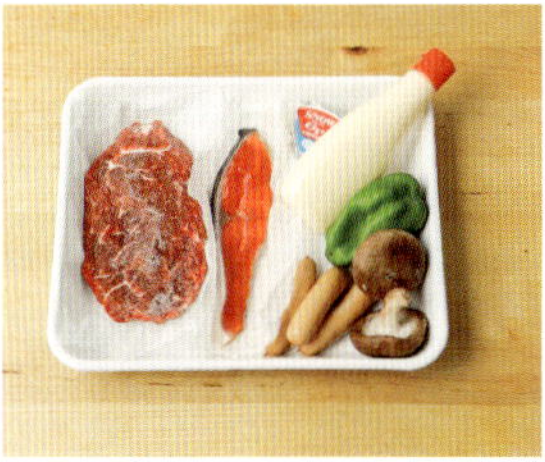

糖質が少ない食材なら肉も魚介も野菜もたっぷり使ってOK。組み合わせも自由だから、レパートリーを増やしていけば、よりラクに続けられます

3

糖質が多い調味料はできるだけ控えめに

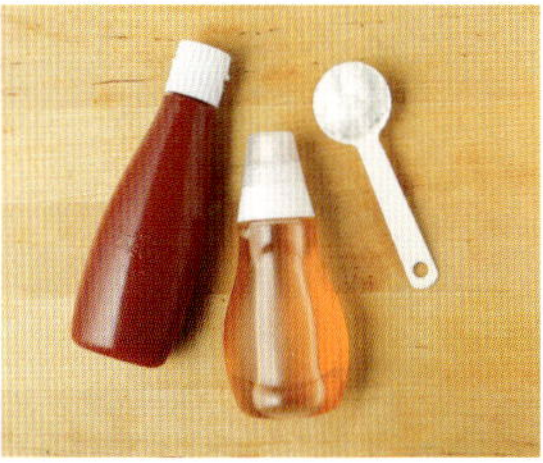

だしや酸味、スパイスを活用して、甘みや塩けを控めにする習慣をつけましょう。これに慣れれば糖質オフライフはいっそう快適に！

ズボラ糖質オフLESSON

【主食】

ズボラ糖質オフでは、糖質源のメインである主食を半分にするというのがルール。ストレートに実践するのもいいけれど、茶碗半分のごはん、半量のパスタ、薄切りの食パンでは、やっぱり物足りない…という人も多いはず。

そこでおすすめしたいのが、カサ増しや代替食材を活用した作りおきです。たとえば茶碗1／2杯のごはんに枝豆を混ぜてカサ増しすれば、糖質量を上げずに、見た目も満足、お腹も満足！　というわけ。

ポイントは、主食の適量をしっかり把握し、カサ増しや代替には糖質控えめの食材を活用することだけ。これさえ守れば、ごはんだけでなく、麺もパンも自由自在に糖質オフが可能。作りおきしておけば、毎食用意する必要がないので、ズボラさんにぴったりですね！

主食の糖質オフポイント

1 まずは1食の適量を身につけよう

2 カサ増し食材をプラスして満足感アップ

3 代替食材を活用して大幅糖質オフ！

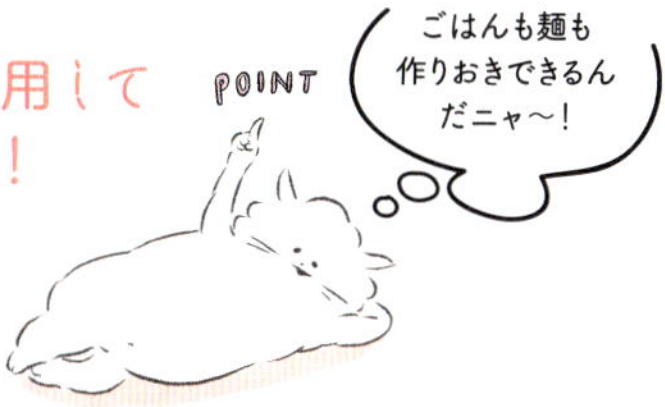

主食の糖質オフ食品は心強い味方！

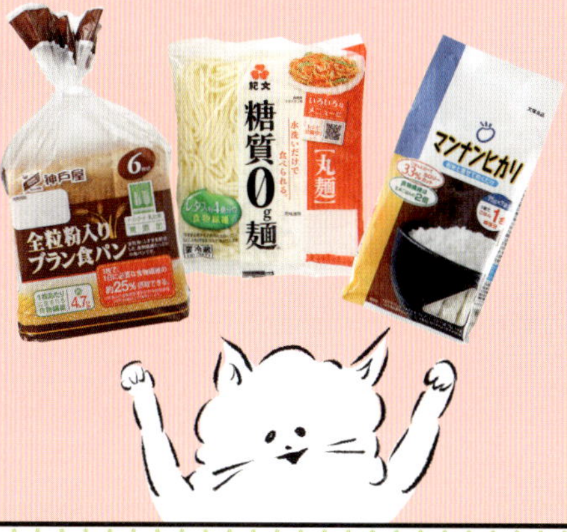

できるだけラクに主食の糖質を減らしたいなら、市販の糖質オフ食品を使うのもあり。ごはん、麺、パンそれぞれのお助けフードの例は65、71、77ページを参照してください

ごはん

カサ増し&代替食材を賢く活用しよう！

ごはん大好きさんにぴったりなのが、糖質オフごはんの作りおきです。たとえば、2合分のごはんにカサ増し用の食材を加え、10等分にすれば、1食分の適量に。カサ増し効果で、食べ応えもしっかりキープ。また、代替食材で作るなんちゃってごはんもおすすめ。いずれも小分け冷凍しておけるので、断然ラクチンです！

おすすめ代替食材

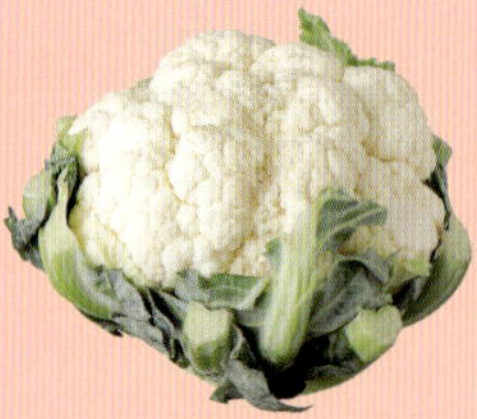

カリフラワー

ホロホロ軽い食感とほのかな甘みで食べ応え抜群！

おすすめカサ増し食材

糖質オフ食材を使うのが基本。食物繊維が多いものを選ぶのがおすすめ

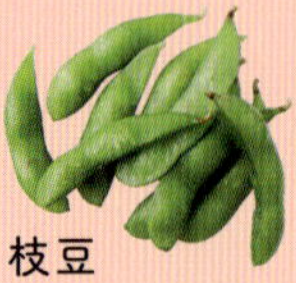

枝豆

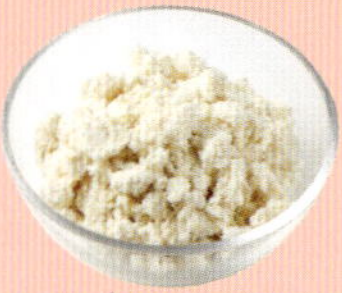

おから

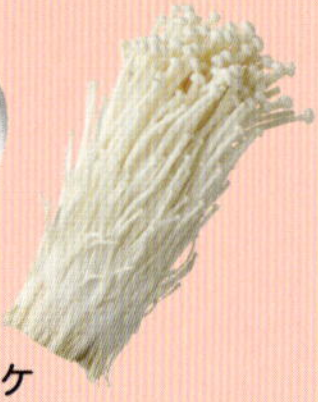

エノキタケ

1食1個で簡単糖質オフ!

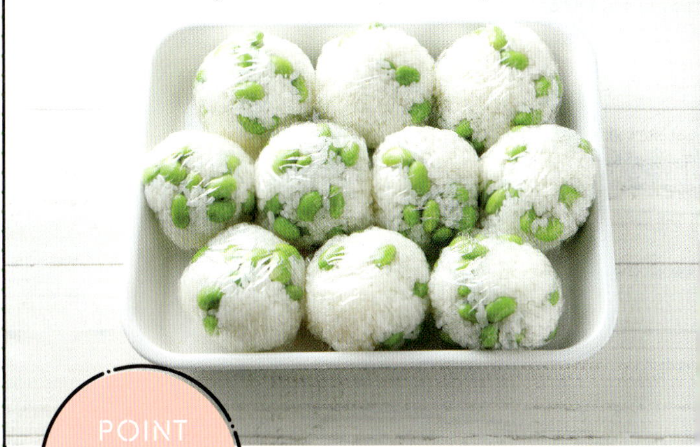

POINT
2合分のごはんを10等分にラップで包んで保存

食べすぎが気になるごはんは、1食分ずつラップで包んで冷凍しておくのがおすすめ。電子レンジで解凍するというひと手間によって、自然と食べすぎを予防する効果も

お助けフード

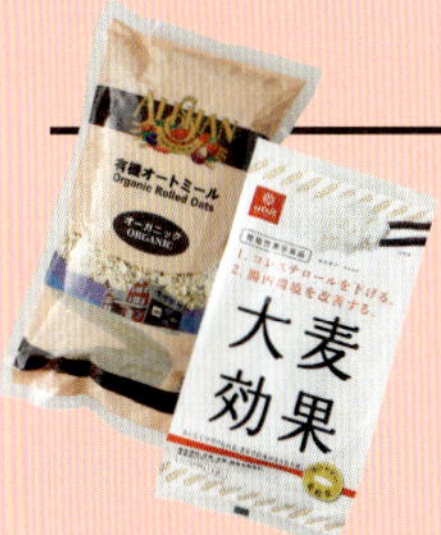

大麦、オートミール
（エン麦）

食物繊維が多く、血糖値を上げにくいのが特徴。米4に対して1の割合で炊くのが目安

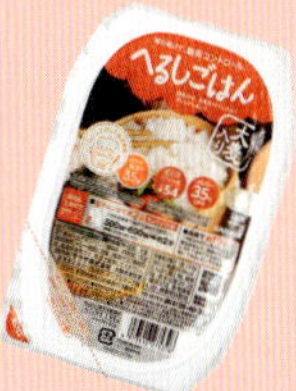

糖質オフごはん

大麦やコンニャクを使ったパックライスは常備しておくと便利。1食パックなので、食べすぎ予防にも

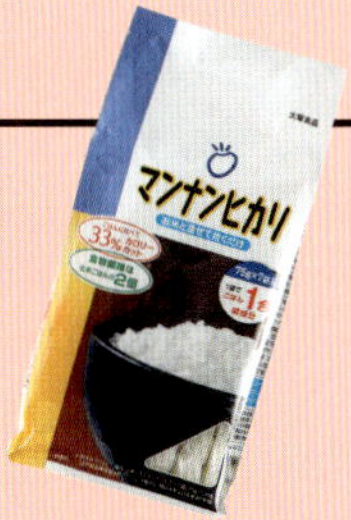

コンニャク米

米に混ぜて普通に炊くだけでOK。米の分量を減らせて、糖質を大幅カットできる

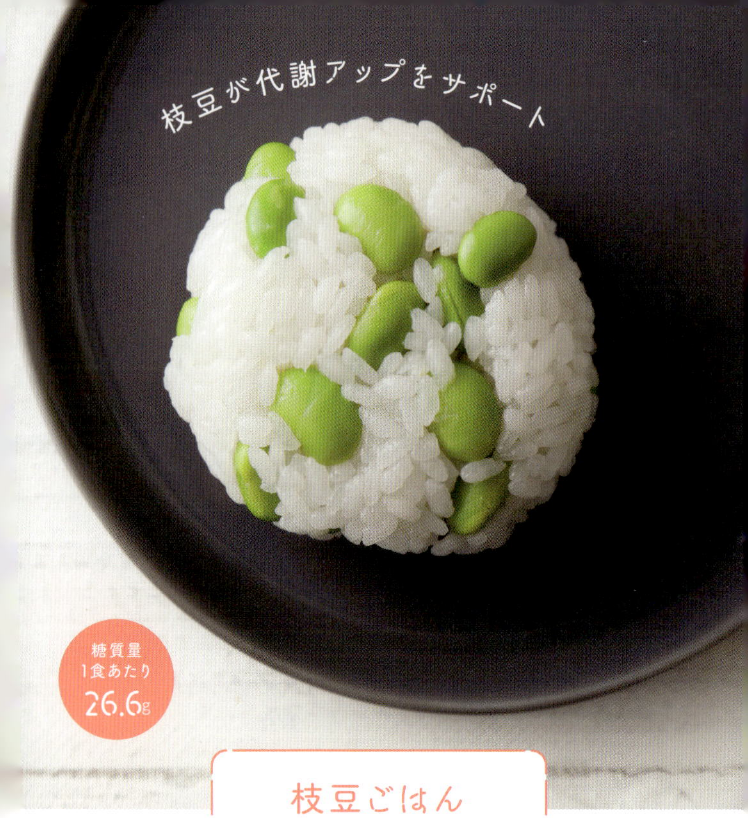
枝豆が代謝アップをサポート
糖質量
1食あたり
26.6g

枝豆ごはん

材料
（おにぎり10個分=10食分）

ごはん…2合分
枝豆（冷凍）…1／2袋（200g）

1. 解凍してさやから出した枝豆をごはんに混ぜる。
2. 10等分にして、それぞれラップで包む。

POINT

枝豆は食感豊かで食物繊維も豊富。噛み応えがあるので満足感も自然とアップ。糖質代謝を促すビタミンB_1が豊富なのも嬉しい！

保存期間：冷凍で約1カ月
解凍方法：電子レンジで約1分／1個

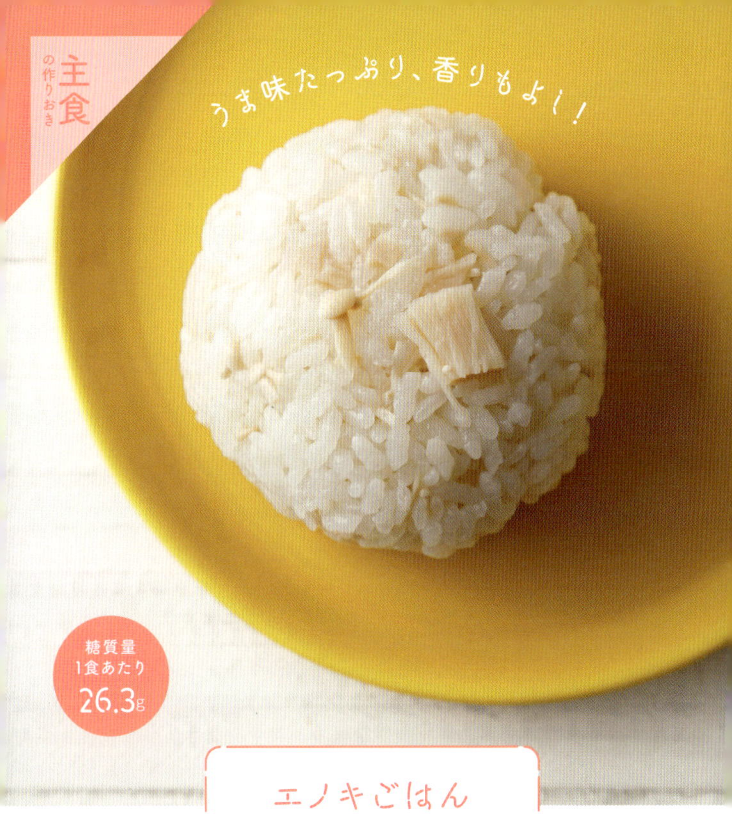

うま味たっぷり、香りもよし!

糖質量
1食あたり
26.3g

エノキごはん

材料
（おにぎり10個分=10食分）

米…2合
水…2カップ
エノキタケ…1袋

1. 米をといで炊飯釜に入れ、水、細かく刻んだエノキタケを加えて普通に炊く。
2. 10等分にして、それぞれラップで包む。

POINT

エノキタケは代謝アップに欠かせないビタミンB群、お通じ改善に役立つ食物繊維が豊富。うま味、香りの効果で満足感もしっかり

保存期間：冷凍で約1カ月
解凍方法：電子レンジで約1分／1個

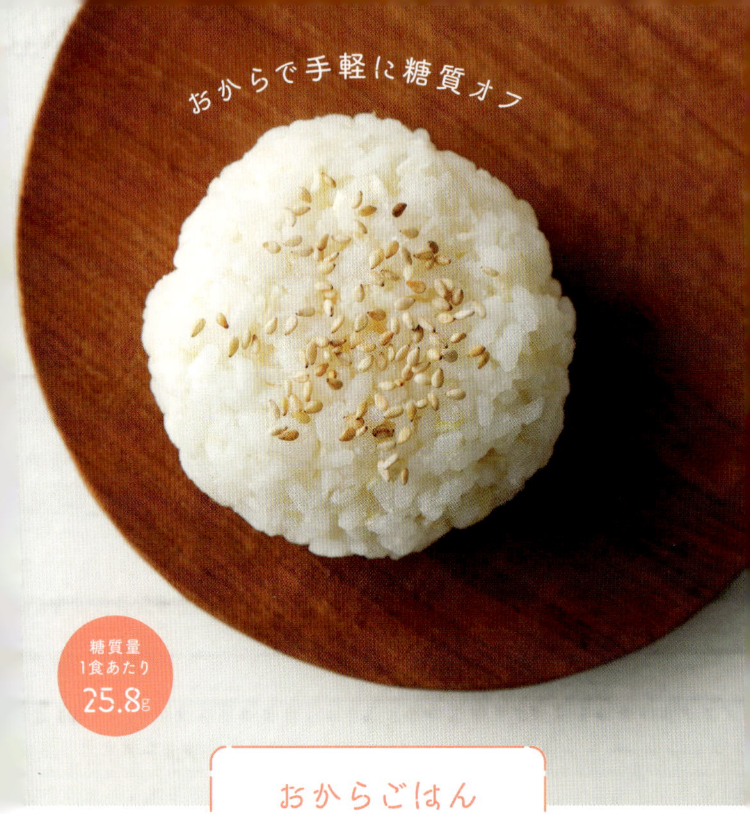

おからで手軽に糖質オフ

糖質量
1食あたり
25.8g

おからごはん

材料
（おにぎり10個分=10食分）

米…2合
水…2と1／4カップ
生おから…100g（またはおからパウダー約20gを水80mlで戻す）
ごま…大さじ2

1. 米をといで炊飯釜に入れ、水、おからを加えて軽く混ぜて普通に炊く。
2. 10等分にしてごまをふり、それぞれラップで包む。

＼POINT／

糖質が少なく食物繊維が多いおからはカサ増しにぴったり。一緒に炊き込むことでパサつきはすっきり解消。白米感覚でどうぞ

保存期間：冷凍で約1カ月
解凍方法：電子レンジで約1分／1個

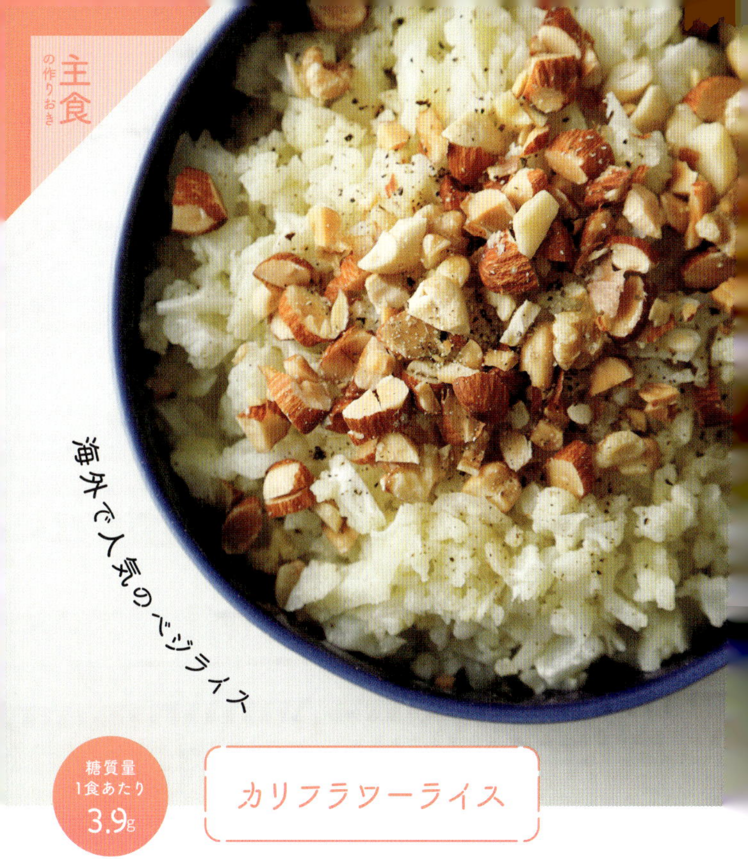

海外で人気のベジライス

糖質量
1食あたり
3.9g

カリフラワーライス

材料（10食分）

カリフラワー
　…1個（約400 g）
にんにく…1かけ
ミックスナッツ…30 g
オリーブオイル
　…小さじ2

1. カリフラワー、にんにく、ミックスナッツは細かく刻む（カリフラワーはフードプロセッサーで細かくしてもOK）
2. 鍋にカリフラワー、にんにくを入れ、オリーブオイルを回しかけ、ふたをして弱火で7分ほど蒸し、ナッツを散らす。

＼POINT／

カリフラワーのホロホロ食感がヤミツキ。オリーブオイルとガーリックの風味、ナッツの食感で食べ応えも抜群！

保存期間：冷蔵で約4日、冷凍で約1カ月
解凍方法：電子レンジで約1分／1個

麺

野菜やしらたきを麺の代わりに！

代替食材を使えば、麺の糖質オフも簡単！　ぜひ、実践してほしいのが、ヘルシー志向のニューヨーカーの間で流行っているベジヌードル。ベジヌードルとは、ズッキーニや大根などの野菜を細長くカットし、麺に見立てたもので、小麦粉を使わないため糖質を大幅にカットできます。しらたきも優秀な糖質オフ麺。想像以上においしいので、お試しを。

おすすめ代替食材

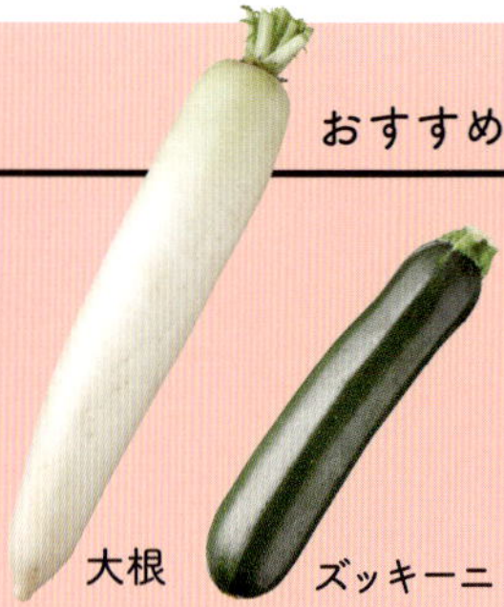

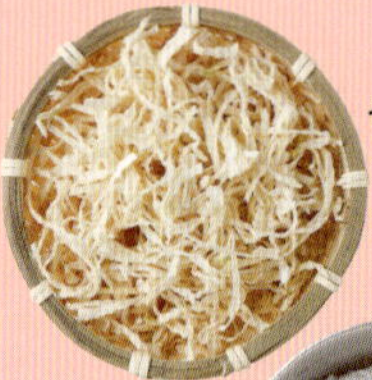

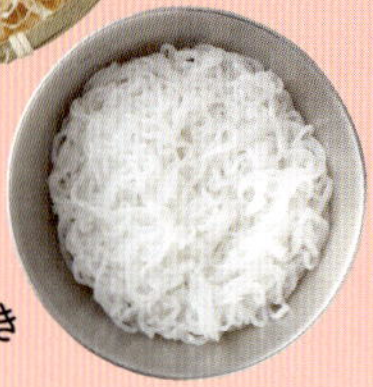

野菜は麺状にしやすいズッキーニや大根がおすすめ。大根は根菜の中では水分が多く糖質控えめ。そのまま使えるしらたきも優秀！

話題のベジヌードルも糖質オフにぴったり！

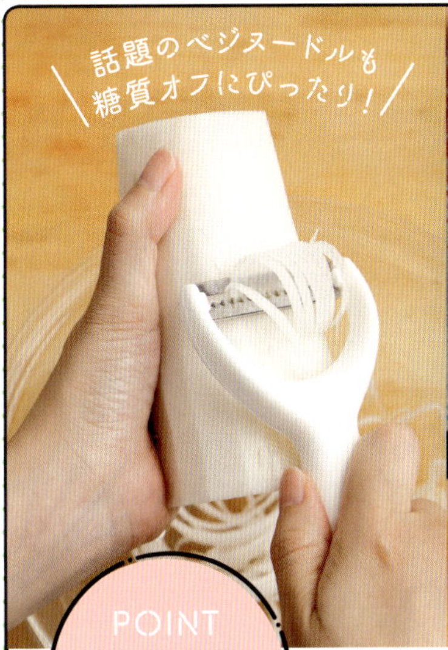

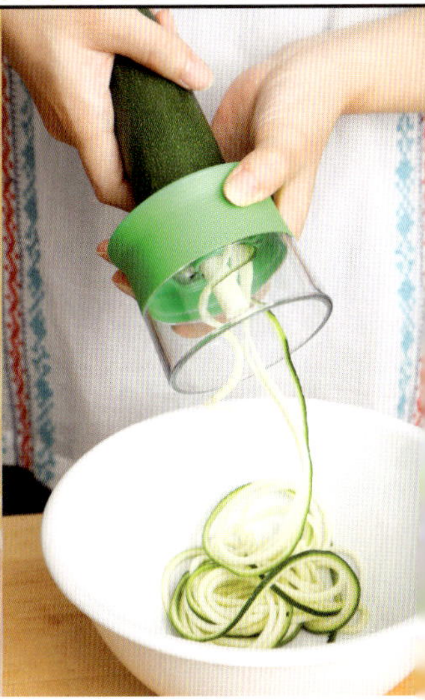

POINT

ピーラーやベジカッターで千切りに

糖質が少ないズッキーニや大根などを千切りピーラーやベジカッターで長めの千切りにすれば、ベジヌードルの完成。ヘルシー志向のニューヨーカーにも大人気の料理です

お助けフード

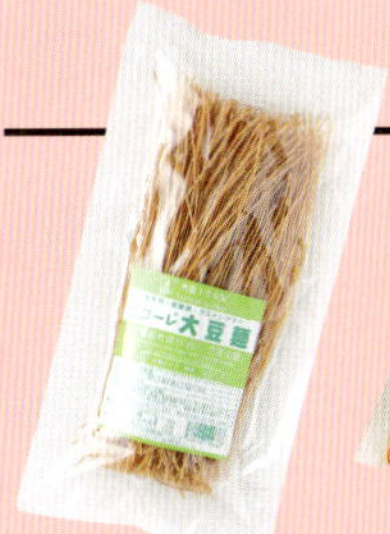

大豆麺

大豆を原料に使った麺。中華食材の「豆腐干絲」（トウフカンス）もおすすめ

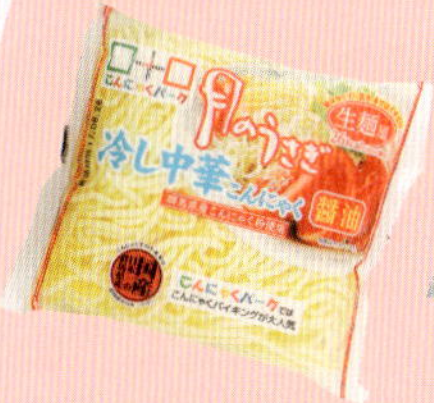

コンニャク麺

コンニャクを原料に食べやすく配合されているのが特徴。プリッとした食感が軽快！

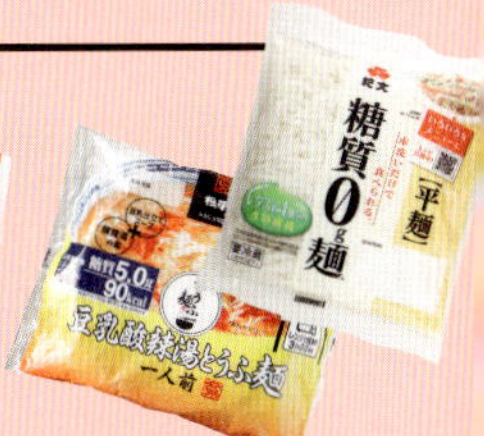

糖質オフ麺

おからや豆乳などを原材料に使った麺。糖質を0gにおさえたものもある

甘みとうま味がジュワッ

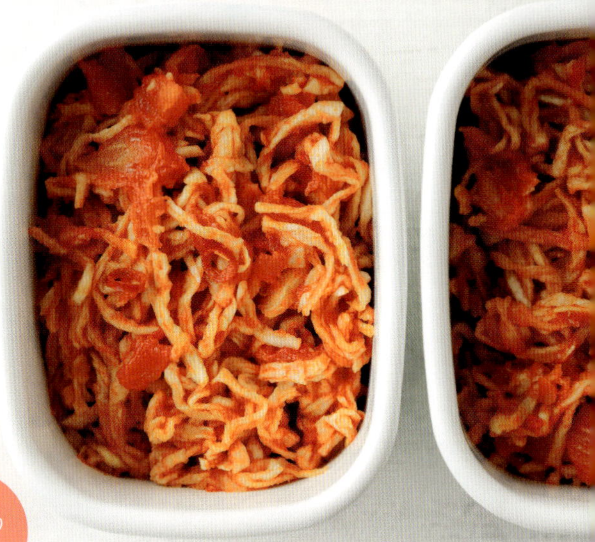

糖質量
1食あたり
9.4g

切り干し大根のアラビアータ

材料（3～4食分）

切り干し大根…40g
にんにく…1かけ
オリーブオイル
…大さじ1
赤唐辛子（輪切り）
…1本分
トマト水煮缶（カット）
…1／2缶（200g）
しょうゆ…小さじ2

1 切り干し大根は水でさっと洗って絞る。にんにくはみじん切りにする。

2 フライパンにオリーブオイルを熱し、にんにく、赤唐辛子を加える。香りが立ったら、切り干し大根、トマト水煮、しょうゆを加えて炒め合わせる。

＼POINT／

噛む度に優しい甘みとうま味がジュワッと出てくる！
食物繊維も多いので、お通じ改善にも大活躍

保存期間：冷蔵で約2～3日

もっちり食感はまるでパスタ!

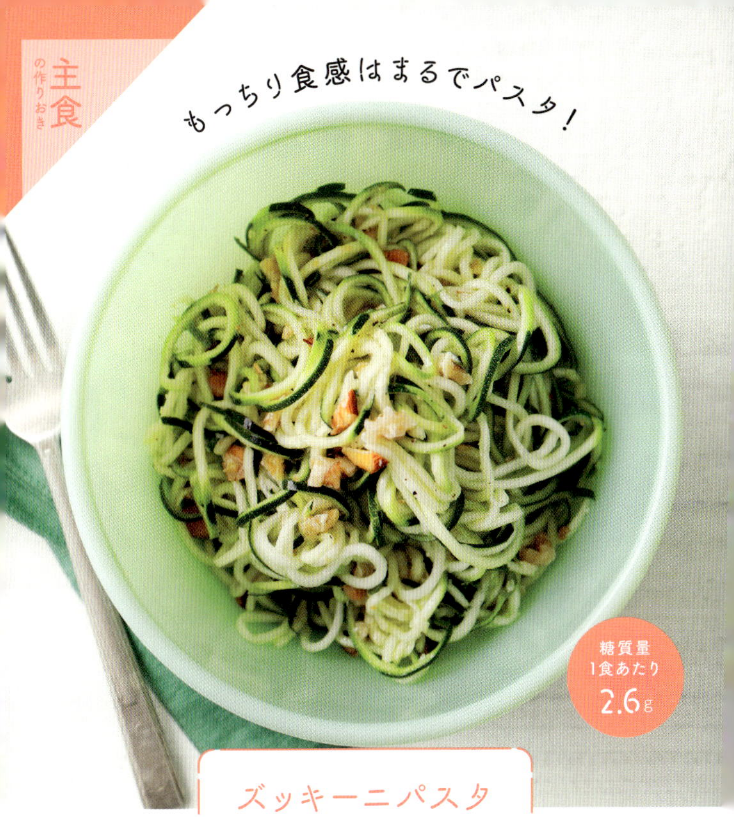

糖質量
1食あたり
2.6g

ズッキーニパスタ

材料(3食分)

ズッキーニ…2本
塩…小さじ1/4
ミックスナッツ…30g
オリーブオイル…大さじ1
レモン汁…1/2個分
黒コショウ…適量

1. ズッキーニは千切りピーラーなどで長い千切りにし、塩をふって5 分ほどおき、水気を絞る。ナッツは刻む。
2. ボウルに1、オリーブオイル、レモン汁を加えて和え、黒コショウをふる。

＼POINT／

ズッキーニは低糖質で、美肌、貧血対策に働くビタミンCや葉酸も豊富。ナッツに含まれるビタミンEも美容に◎

保存期間:冷蔵で約2～3日

プリプリ食感で満足感抜群！

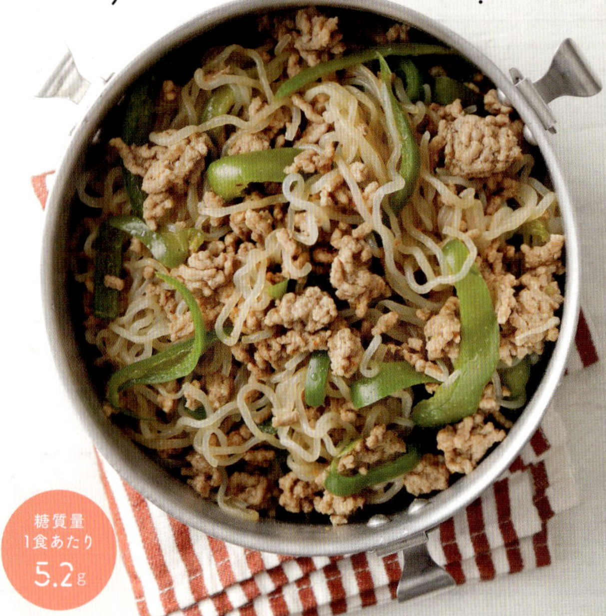

糖質量
1食あたり
5.2g

しらたきチャプチェ

材料（3〜4食分）

しらたき
　…1パック（200g）
ピーマン…2個
ごま油…大さじ1
豚ひき肉…200g
A ┌しょうゆ
　│　…大さじ2と1／2
　│みりん…大さじ1
　└七味唐辛子…適量

1 しらたきはざく切りに、ピーマンは細切りにする。

2 フライパンを熱し、しらたきを2分ほど乾煎りしたら、ごま油を加えてひき肉、ピーマン、を加えてサッと炒め、Aを加えて炒めからめる。

＼POINT／

糖質が少なく、食物繊維が豊富なしたらきは、糖質オフの最強食材！　最初に乾煎りすると臭みが飛んでおいしく仕上がる

保存期間：冷蔵で約2〜3日

サラダパスタ感覚でどうぞ！

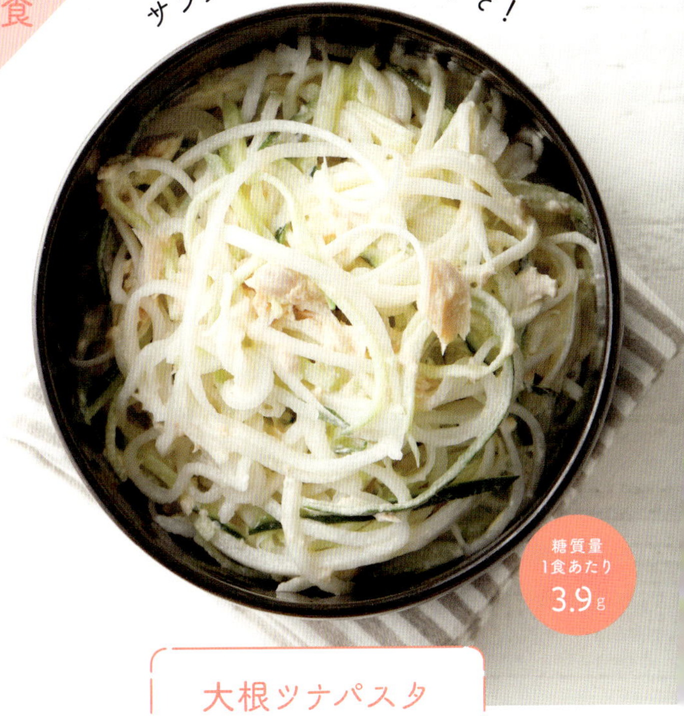

糖質量
1食あたり
3.9g

大根ツナパスタ

材料（3食分）

大根…1／3本
キュウリ…1本
塩…小さじ1／4
ツナ缶…1個
A［マヨネーズ…大さじ2
　酢…小さじ1

1. 大根、キュウリは千切りピーラーなどで長めの千切りにして塩をふって5分ほどおき、水気をよくきる。
2. 1に汁気をきったツナ、Aを加えて和える。

＼POINT／

大根は皮も食感がよく栄養が豊富なので捨てずに使おう。少し酢を加えると、さっぱりいただける

保存期間：冷蔵で約2〜3日

パン

パンの代替には大豆食品が大活躍!

パンの代替には大豆食品がとっても適役。小麦粉の代わりにはおから、パンそのものの代替には高野豆腐、クラッカーやクルトンのように少し添えたいときにはパリパリに仕上げた油揚げ。どれも身近で簡単にできるものばかりです。

でも、やっぱり普通のパンを食べたいというときは、コンビニなどで買える糖質オフパンがおすすめです。

おすすめ代替食材

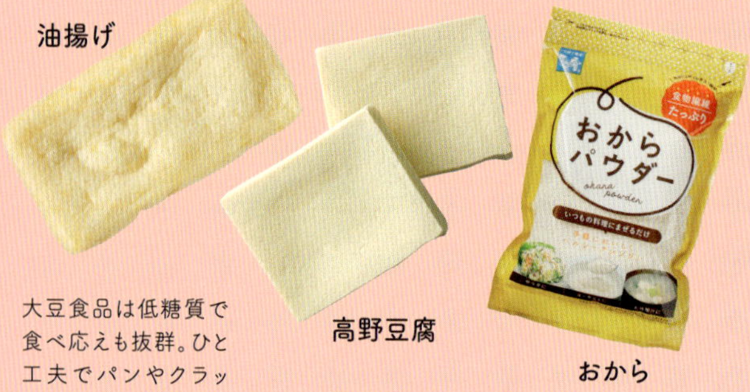

大豆食品は低糖質で食べ応えも抜群。ひと工夫でパンやクラッカーのように変身!

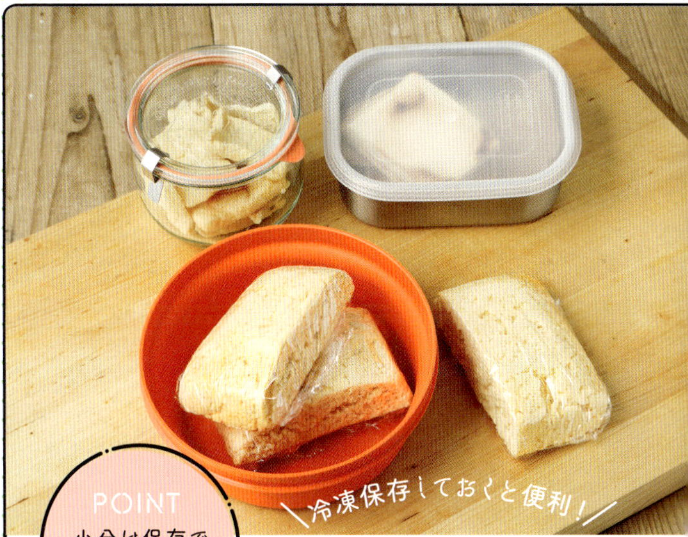

POINT

小分け保存で
“ちょこっと使い”
にも！

1食ずつラップで包んで冷凍したり、密閉容器に入れて保存しておけば、食べる分だけ取り出して使えます。おつまみやサラダ、スープに少量を添えたいときにも便利！

お助けフード

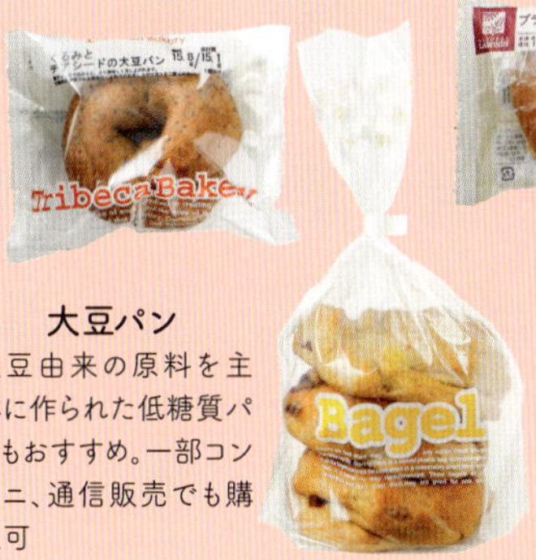

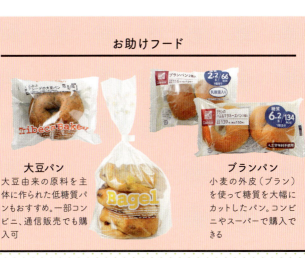

大豆パン

大豆由来の原料を主体に作られた低糖質パンもおすすめ。一部コンビニ、通信販売でも購入可

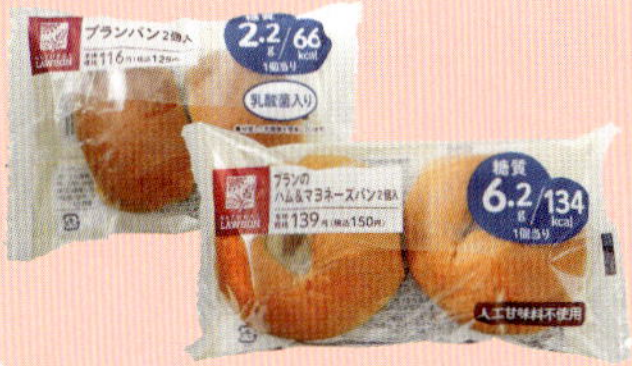

ブランパン

小麦の外皮（ブラン）を使って糖質を大幅にカットしたパン。コンビニやスーパーで購入できる

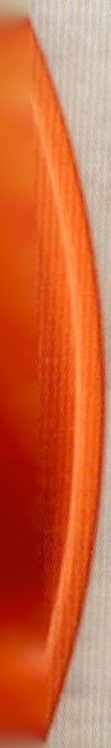

電子レンジでふっくら！

おから蒸しパン

糖質量
1食あたり
3.3g

材料（3食分）

生おから…200g（またはおからパウダー40gを水160mlで戻す）
水…1／4カップ
卵…3個
メープルシロップ
　…小さじ2
塩…ひとつまみ

1 すべての材料を泡立て器でしっかりと混ぜ合わせる。

2 1を耐熱容器に入れ、ラップをせずに電子レンジで約5〜6分、様子を見ながら加熱し、粗熱が取れたら食べやすいサイズに切る。

＼POINT／

おからと卵をベースにした食べ応え抜群の蒸しパン。メープルシロップを少し加えて、クセのない優しい味わいに

保存期間：冷凍で約1カ月

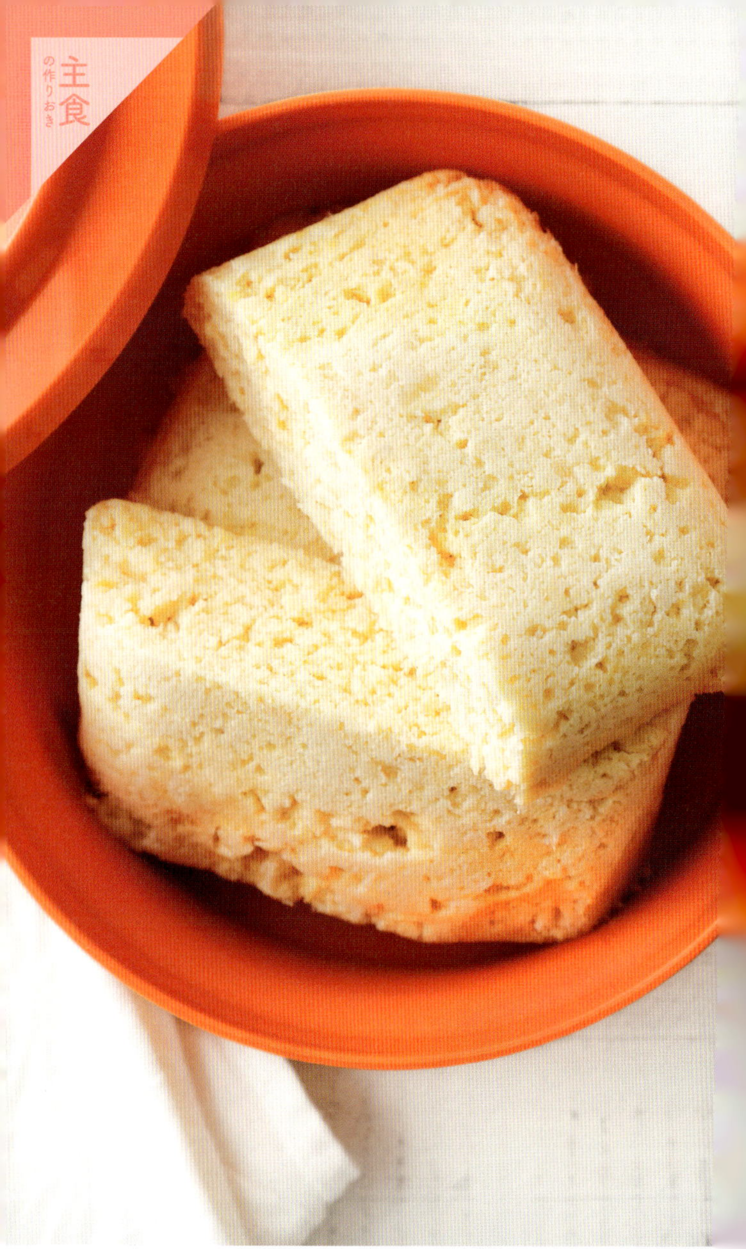

軽快な食感が楽しい!

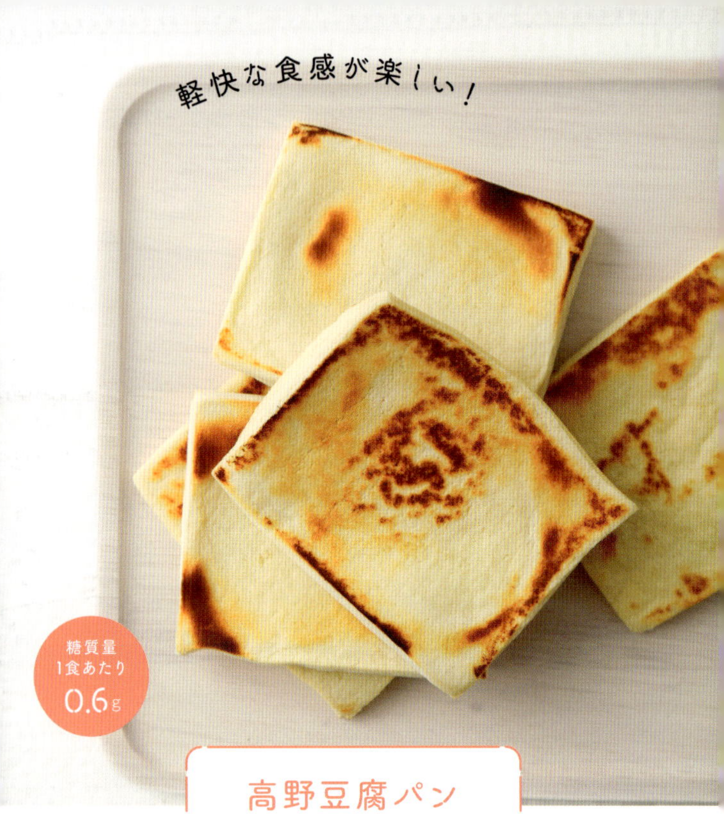

糖質量
1食あたり
0.6g

高野豆腐パン

材料(3〜4食分)

高野豆腐…3個
塩…少々

1. 高野豆腐は水に浸して戻し、水気をよく絞って厚さを半分に切り、塩をふる。
2. トースターやフライパンで両面をこんがりと焼く

＼POINT／

高野豆腐を戻して焼くだけで超低糖質パンの完成。ハムやチーズ、レタスをサンドすれば1品で大満足!

保存期間:冷蔵で約2〜3日、冷凍で1カ月

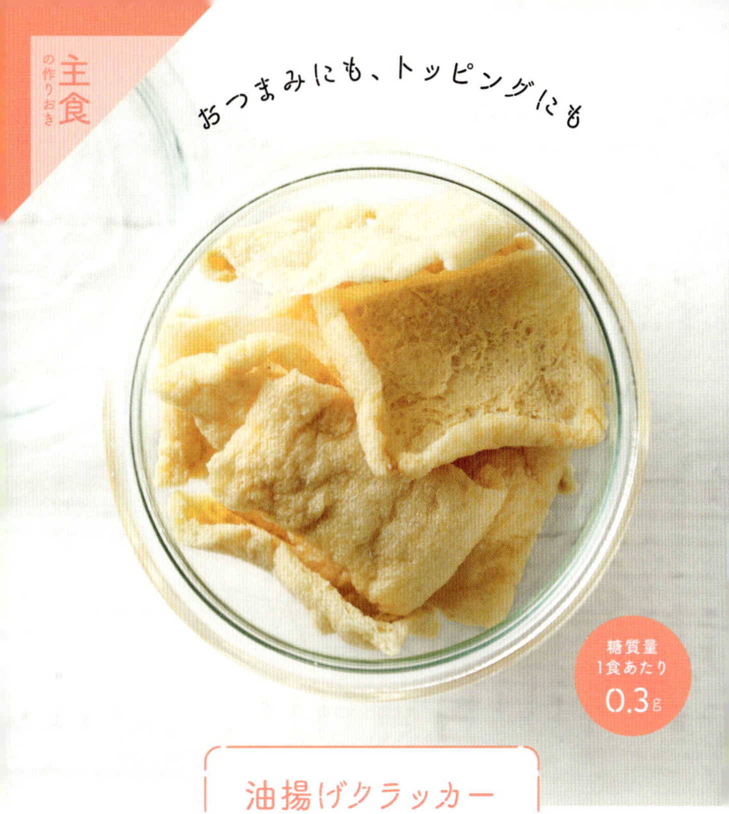

おつまみにも、トッピングにも

糖質量
1食あたり
0.3g

油揚げクラッカー

材料（3〜4食分）

油揚げ（ふわふわタイプ）…3枚

1. 油揚げは長いほうの端に縦に包丁を入れて開き、好きな形に切る。
2. 油揚げ1枚分を重ならないように耐熱皿にのせ、ラップをかけずに2分加熱する。しっとりしている場合は30秒ずつ追加で加熱する。残り2枚も同様に加熱する。

POINT

電子レンジ加熱で、油揚げがクラッカーに変身！クリームチーズをのせれば手軽な糖質オフおつまみやおやつに

保存期間：密閉容器に入れて常温で約1週間

ズボラ糖質オフLESSON

【主菜】

肉も魚介も卵も油も、思う存分食べていい糖質オフでは、主菜は作るのも食べるのも楽しさでいっぱい！ 難しく考えなくても、甘さ控えめのシンプルな料理を心がければ、糖質オフは超簡単。気をつけたいのは、ごはんが欲しくなる味付けを避けること。だしを効かせたり、優しい甘みに仕上げるなどの工夫で、濃い味付けを控えましょう。

しっかり食べたい基本食材

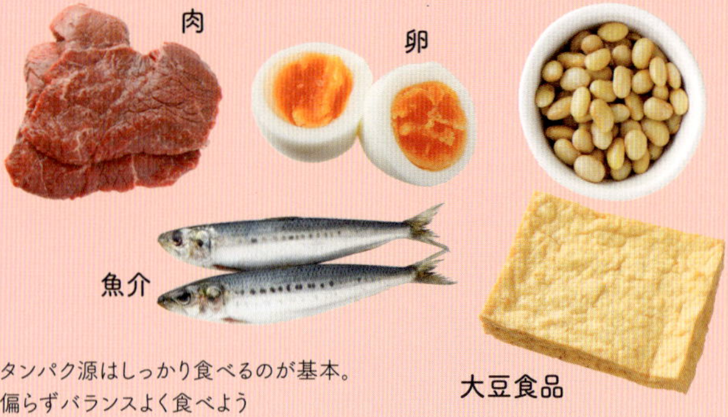

タンパク源はしっかり食べるのが基本。
偏らずバランスよく食べよう

主菜の糖質オフポイント

1 肉や魚介は遠慮せず使おう！

2 卵や大豆食品を使って
ボリュームアップ

3 甘い調味料と塩分を控えめに

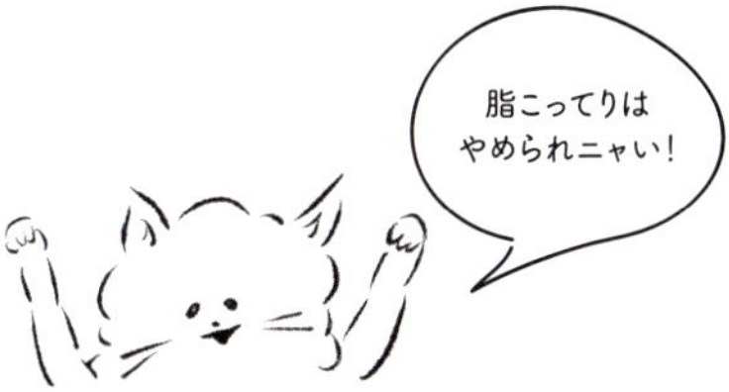

大活躍フード

オリーブ
低糖質でうま味もあるので満足感アップ！　副菜にもぜひ活用しよう

だし汁
甘さ控えめでも満足できる味付けにするには、だし汁のうま味が有効

みりん
甘みを加えたい場合は砂糖ではなくみりんを少し活用

チーズ、ヨーグルト
片栗粉や小麦粉のように、つなぎ、とろみの役目を果たす

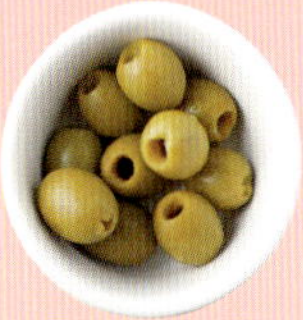

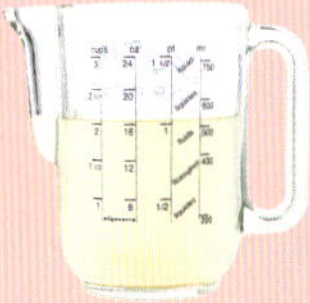

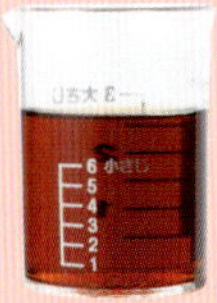

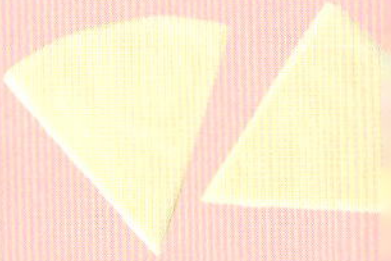

オリーブ入りでワインにも合う！

セロリとオリーブの
ミートローフ

糖質量
1食あたり
1.0g

材料（3食分）

セロリ…1／2本
あいびき肉…400g
オリーブ（塩漬け）
…30g
ピザ用チーズ
…1／2カップ
塩…ふたつまみ
黒コショウ…適量

1. セロリは1cm角に切る。
2. すべての材料を混ぜ、耐熱容器に平らに詰める。
3. ラップをかけて電子レンジで11～13分加熱する（串を刺して透明の肉汁が出たら火が通ったサイン）。

＼POINT／

つなぎにパン粉を使わず、ピザ用チーズを活用することで、糖質量を大幅カット。セロリの食感もナイスアクセント！

保存期間：冷蔵で約3～4日、冷凍で1カ月

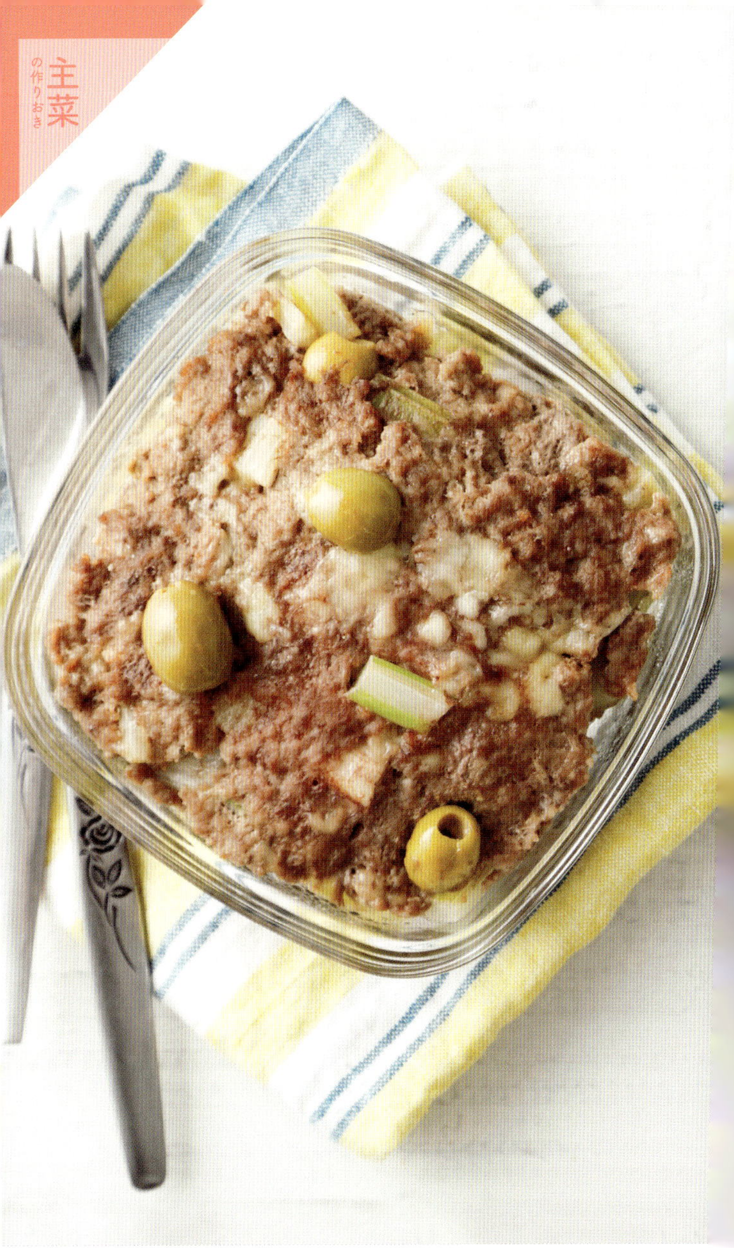

缶詰フル活用で超ラクチン！

サバ缶チリビーンズ

糖質量
1食あたり
6.0g

材料（3食分）

サバ水煮缶…1缶（200g）
大豆水煮…100g
トマト水煮缶（カット）…1缶（400g）
にんにく、しょうが（すりおろす）…各1かけ
赤唐辛子…1本
しょうゆ…小さじ2
塩、黒コショウ…各適量

1 すべての材料を鍋に入れ、サバを軽くくずしてひと煮立ちさせる。

＼POINT／

材料を鍋に入れて温めるだけでOK。サバにはオメガ3という脂肪燃焼に働く脂も含まれている。カレー粉を加えるのもおすすめ

保存期間：冷蔵で約3～4日

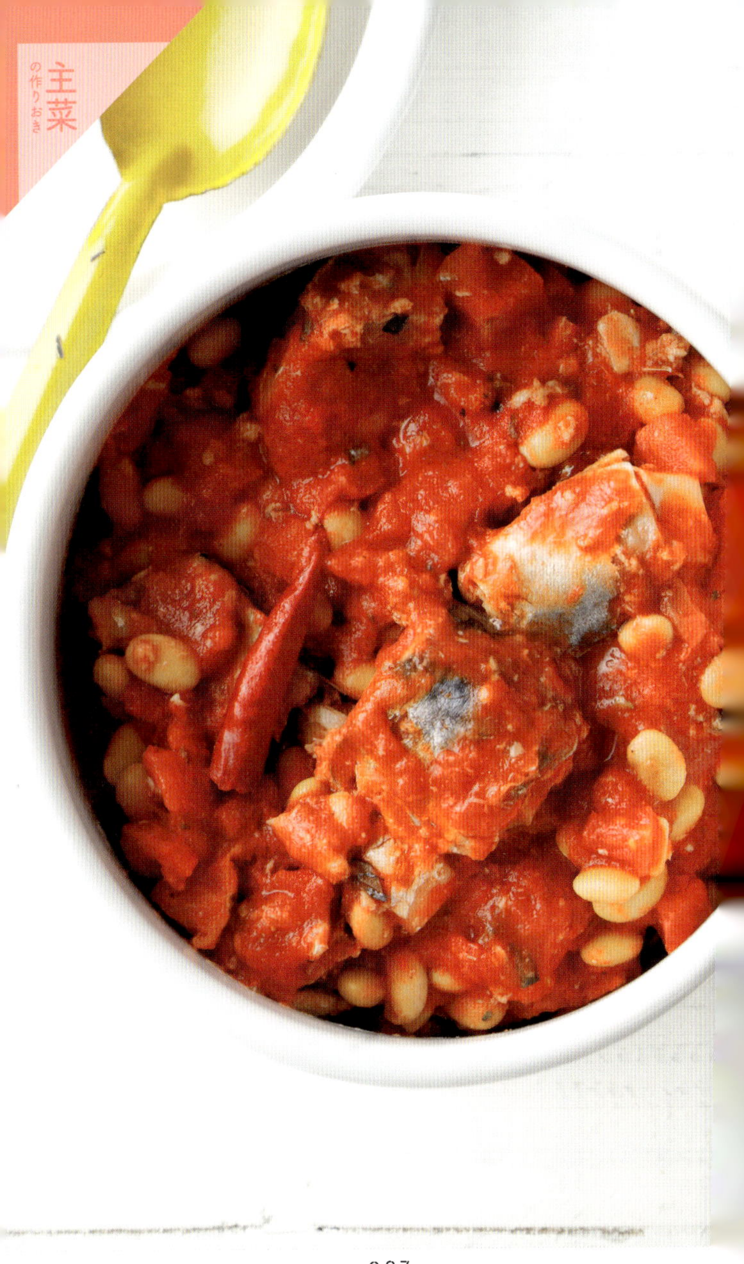

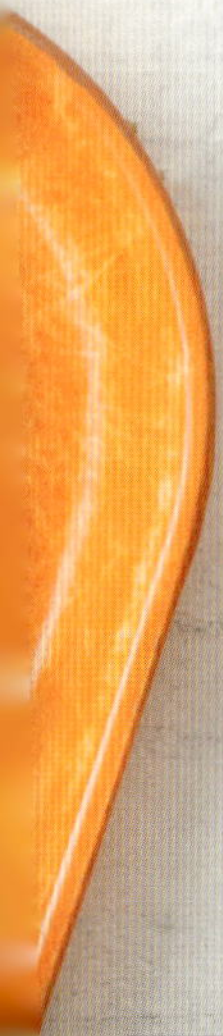

ヨーグルトでおいしくなる！

タンドリーチキン

糖質量
1食あたり
7.2g

材料（3食分）

鶏むね肉…2枚

A
- にんにく、しょうが（すりおろす）…各1かけ
- 無糖ヨーグルト…1カップ
- 塩…小さじ1
- カレー粉…大さじ1と1／2

オリーブオイル…小さじ2

1. 鶏肉はひと口大に切る
2. 1を混ぜ合わせたAに漬けて、30分以上冷蔵庫でおく。
3. フライパンにオリーブオイルを熱し、2を両面こんがりと焼く。

＼POINT／

鶏むね肉は疲労予防＆回復に働く抗酸化成分が豊富。ヨーグルトに漬けることでしっとり、食べ応えもアップ！

保存期間：冷蔵で約4〜5日

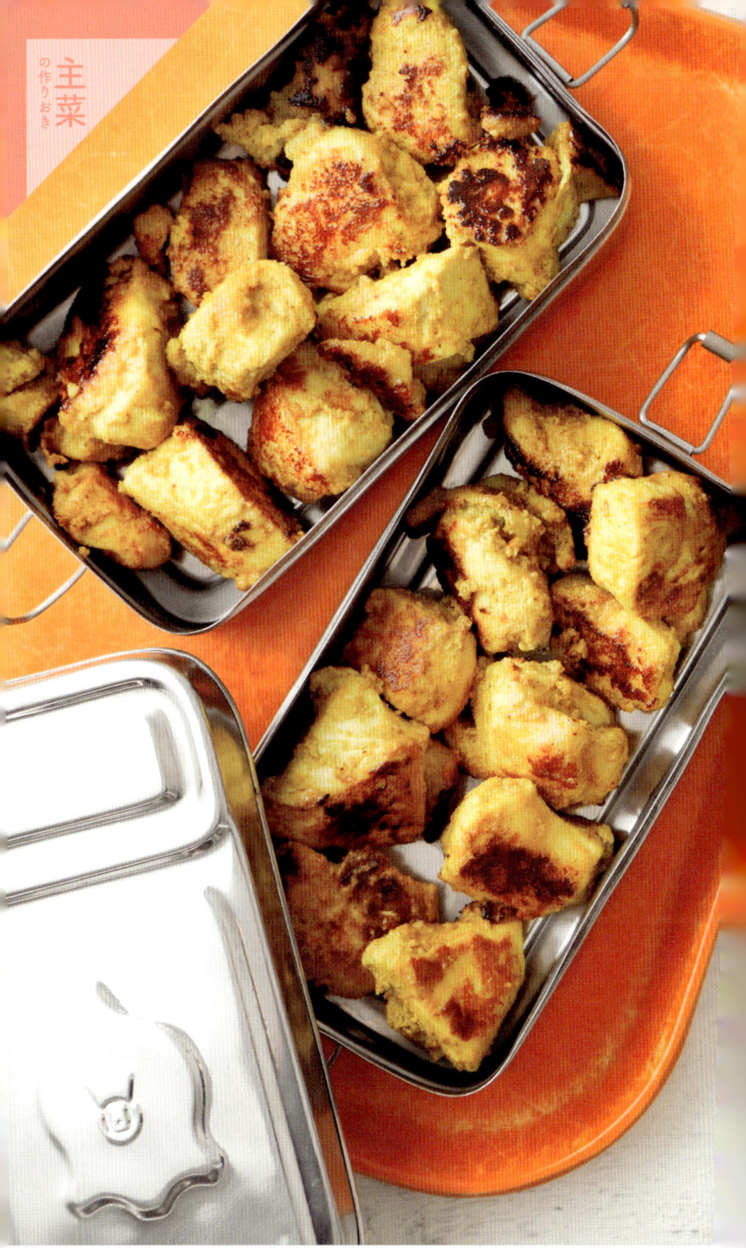

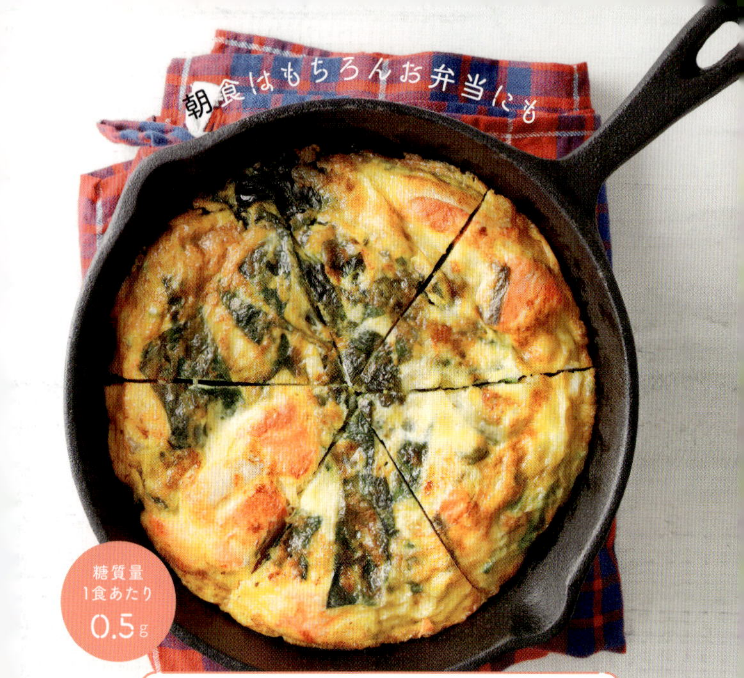
朝食はもちろんお弁当にも
糖質量
1食あたり
0.5g

鮭とほうれん草の
スパニッシュオムレツ

材料（3～4食分）

塩鮭…2切れ
ほうれん草…1／2束
ピザ用チーズ
…1／4カップ
A
- 卵…4個
- 塩…ひとつまみ
- 黒コショウ…適量

オリーブオイル
…小さじ2

1. 鮭は骨を除いてひと口大に切る。ほうれん草はざく切りにする。
2. 混ぜ合わせたAに1、チーズを加えて混ぜ、オリーブオイルを熱したフライパン（直径約20cm）に入れて両面をしっかりと焼く。
3. 粗熱が取れたら食べやすいサイズに切る。

POINT

卵料理は糖質オフの定番。具は低糖質なら何でもOK。鮭の代わりにベーコンやウインナー、ツナを使うなど、アレンジは自由自在の無限大！

保存期間：冷蔵で2～3日

隠し味のしょうゆで糖質DOWN

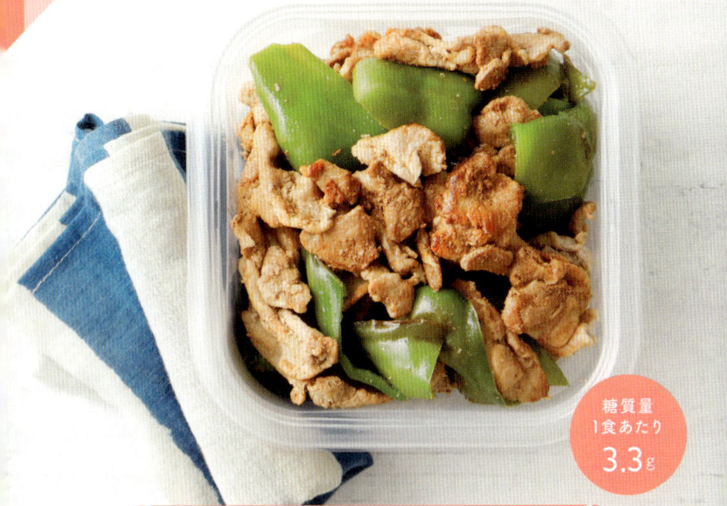

糖質量
1食あたり
3.3g

豚肉とピーマンのソース炒め

材料（3食分）

ピーマン…4個
植物油…小さじ1
豚こま切れ肉…300g
A ウスターソース…小さじ2
A しょうゆ…小さじ1

1. ピーマンは乱切りにする。
2. フライパンに植物油を熱し、豚肉を炒める。火が通ってきたらピーマンを加えて炒め合わせ、Aを加えてサッと炒めからめる。

＼POINT／

ソース類は糖質多めなので使用量に注意。ソースの中では糖質控えめのウスターソースを少量使い、しょうゆで補って糖質DOWN

保存期間：冷蔵で3～4日

だしを効かせたあっさり味

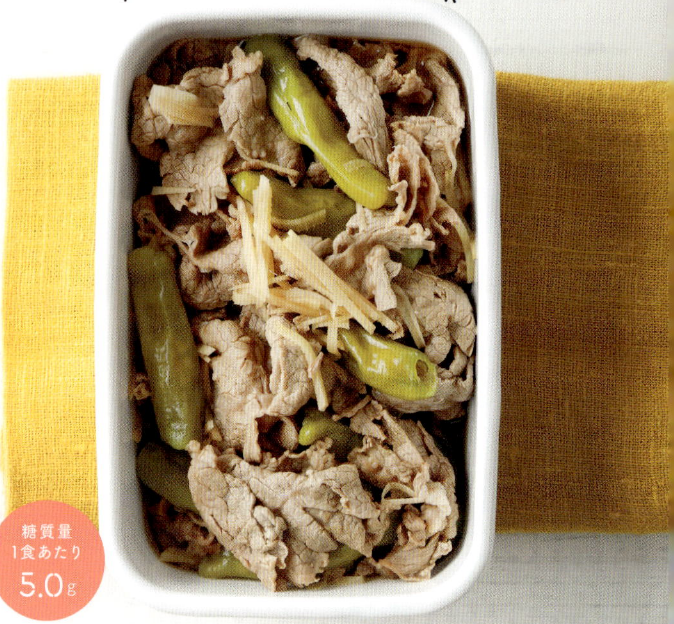

糖質量
1食あたり
5.0g

牛肉とシシトウの煮もの

材料（3食分）

牛こま切れ肉…200g
しょうが…2かけ
シシトウ…9本
A ┌ だし汁…1カップ
  │ しょうゆ…大さじ2
  └ みりん…大さじ1

1. しょうがは千切りにする。シシトウはヘタをとる。
2. 鍋にAを入れて沸かし、牛肉、シシトウを加える。フタをして7分ほど煮たらしょうがを加えてひと煮立ちさせ、火を止めてそのまま冷ます

＼POINT／

だしのうま味が効いた和の煮ものは、みりんで甘みを少し加えるのがポイント。しょうがのスッキリ感もいいアクセント

保存期間：冷蔵で3〜4日

とろみはエノキにおまかせ!

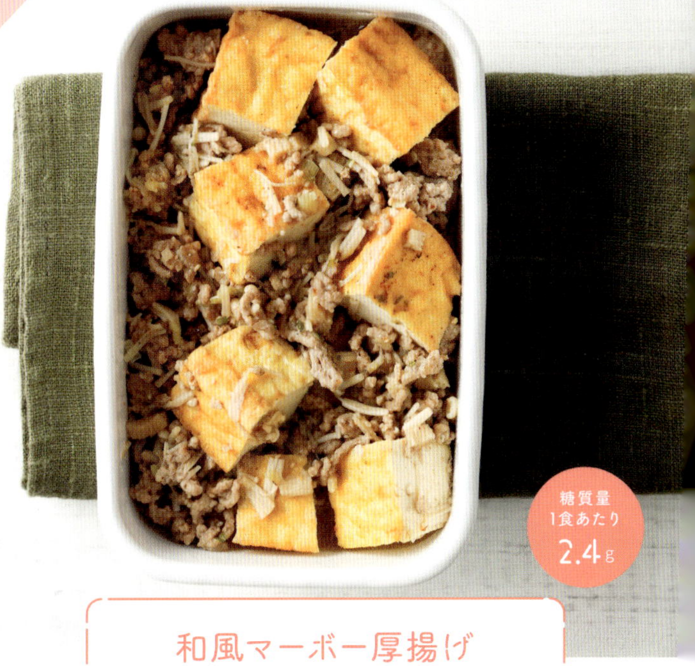

糖質量
1食あたり
2.4g

和風マーボー厚揚げ

材料（3食分）

厚揚げ…1個
エノキタケ…1／2株
長ねぎ…10cm
しょうが…1かけ
ごま油…小さじ1
豚ひき肉…200g
A
- だし汁…1／2カップ
- みそ、しょうゆ…各小さじ2
- 七味唐辛子…小さじ1

1. 厚揚げは3cm角切り、エノキタケ、長ねぎ、しょうがはみじん切りにする。
2. フライパンにごま油を熱し、1、ひき肉を入れてさっと炒め、混ぜ合わせたAを加えて煮る。

＼POINT／

とろみづけの片栗粉の代わりに活躍するのがエノキタケ。たっぷり使っても糖質控えめだから安心!

保存期間：冷蔵で約2〜3日

レバーで代謝アップ＆貧血対策を

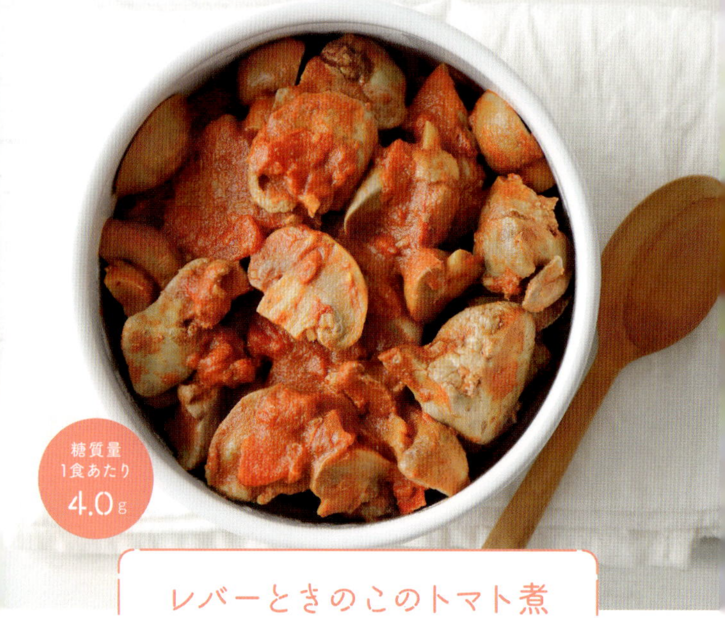

糖質量
1食あたり
4.0g

レバーときのこのトマト煮

材料（3食分）

鶏レバー…300g
マッシュルーム
…4〜5個
にんにく…1かけ
オリーブオイル
…小さじ2
トマト水煮缶（カット）
…1／2缶（200g）
しょうゆ…大さじ1

1. レバーはひと口大に、マッシュルームは半分に切る。にんにくはみじん切りにする。
2. フライパンにオリーブオイルを熱し、1を入れてサッと炒める。
3. トマト水煮、しょうゆを加えて10分ほど煮る。

＼POINT／

レバーは代謝に欠かせないビタミンB群や、貧血対策に働く鉄が豊富。疲れたときに食べるのもおすすめ

保存期間：冷蔵で約3〜4日

主菜の作りおき

やさしい酸味が心地よい

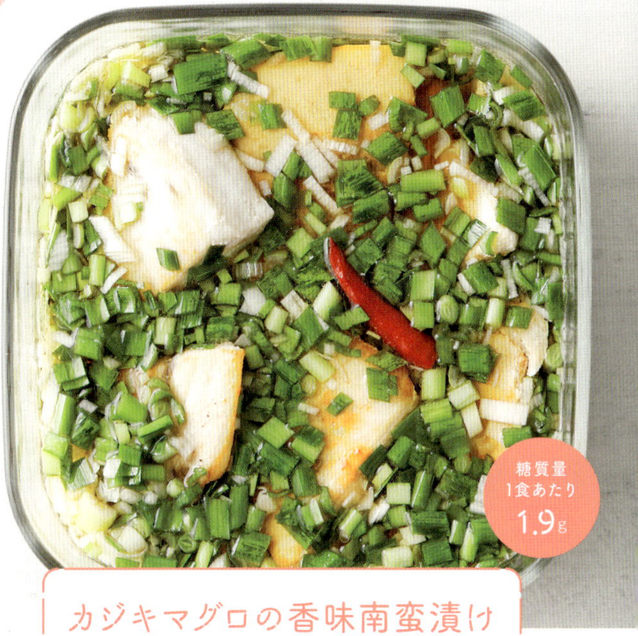

糖質量
1食あたり
1.9g

カジキマグロの香味南蛮漬け

材料（3食分）

カジキマグロ切り身
…3切れ（約300g）
塩…ふたつまみ
ニラ…1／3束
長ねぎ…1／2本
ごま油…小さじ1
A
- だし汁…1カップ
- しょうゆ…大さじ1
- 酢…大さじ1
- 赤唐辛子（種を除く）…2本

1. カジキマグロはそれぞれ半分に切って塩をふる。ニラ、長ねぎはみじん切りにする。
2. フライパンにごま油を入れて熱し、カジキマグロを両面に焼き色がつくまで焼く。
3. 保存容器にA、1のニラと長ねぎを入れて混ぜ、2が熱いうちに漬ける。

POINT

だしが効いた優しい酸味の南蛮漬け。カジキマグロは代謝を促すビタミンB群や血流改善に働くビタミンEも豊富

保存期間：冷蔵で約2〜3日

ズボラ糖質オフLESSON

【副菜】

副菜の役目は、食物繊維、ビタミン&ミネラルの強化と、満足感のアップです。糖質オフしながら、これらを実践できる食材が、野菜、海藻、きのこやコンニャクなど。野菜は、糖質が多い芋類、甘みが強いかぼちゃやフルーツトマトを控えれば、あとは自由に使ってOK。ビタミン&ミネラルが豊富なごまやナッツを取り入れるのもおすすめです。

しっかり食べたい基本食材

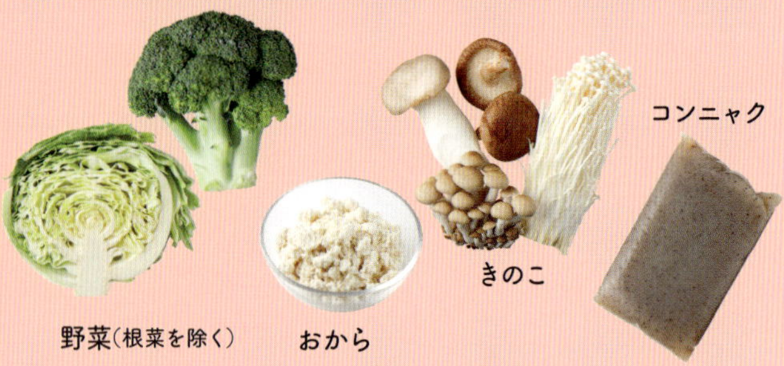

根菜以外の野菜は毎食しっかり食べよう。
食物繊維たっぷりのおからはじゃがいもの代わりにも!

副菜の糖質オフポイント

1 糖質が多い芋類は控えめに

2 食物繊維が多い野菜、海藻をたっぷり使う

3 ごまやナッツを使ってミネラルも強化

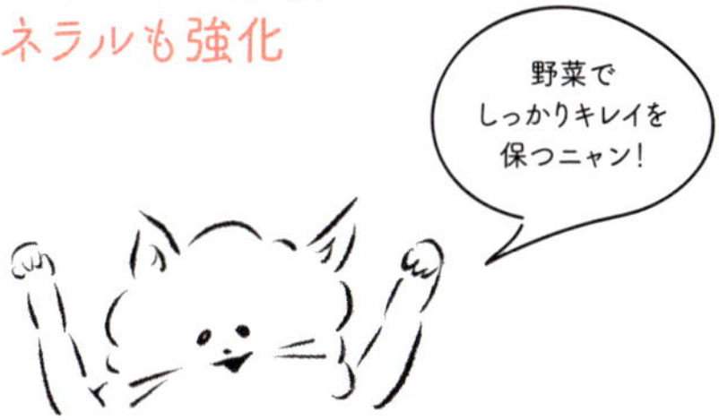
野菜で
しっかりキレイを
保つニャン!

大活躍フード

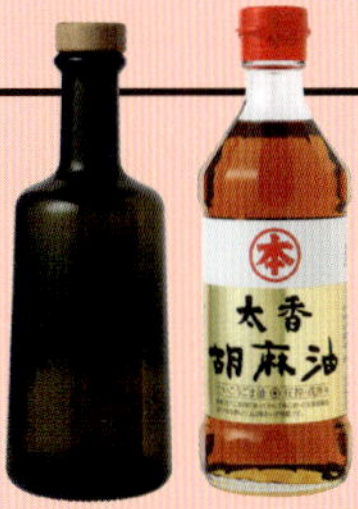
本
太香
胡麻油

オリーブオイル、ごま油

オリーブオイルやごま油で食べ応えをアップさせ、物足りなさをフォロー!

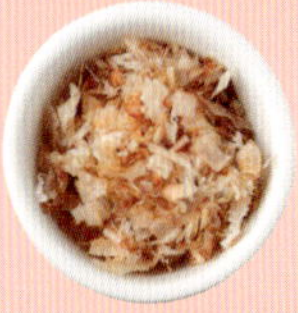

おかか

うま味を加えたいときはおかかを活用。めんつゆよりも糖質をオフ! 塩昆布も同様におすすめ

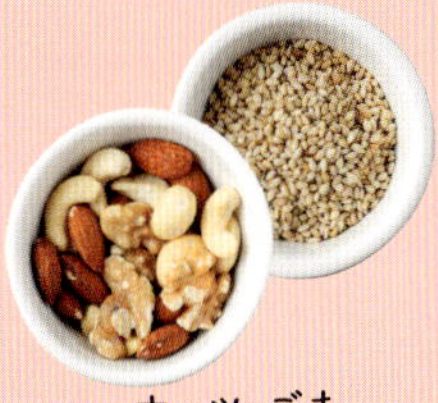

ナッツ、ごま

低糖質のナッツやごまは、こまめに摂りたい食材。美肌に欠かせないミネラルも豊富!

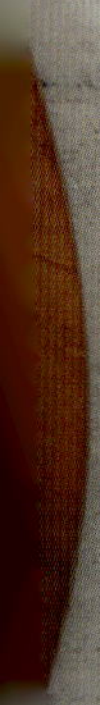

モリモリどうぞ！

ツナとキャベツのペッパーマリネ

糖質量
1食あたり
2.2g

材料（3食分）

キャベツ…1／4個
塩…小さじ1／2
ツナ缶…1個
A 酢…小さじ2
A オリーブオイル…大さじ1
A 黒コショウ…適量

1 キャベツは粗く刻み、2分ほど水にさらして水気をきる。

2 キャベツを塩もみし、しんなりしたら水気を絞り、汁気をきったツナ、Aを加えて和える。

＼POINT／

キャベツは糖質控えめなのでたくさん食べても大丈夫。ズボラ糖質オフ的には、8枚切りの食パン1枚にサンドして食べるのもおすすめ

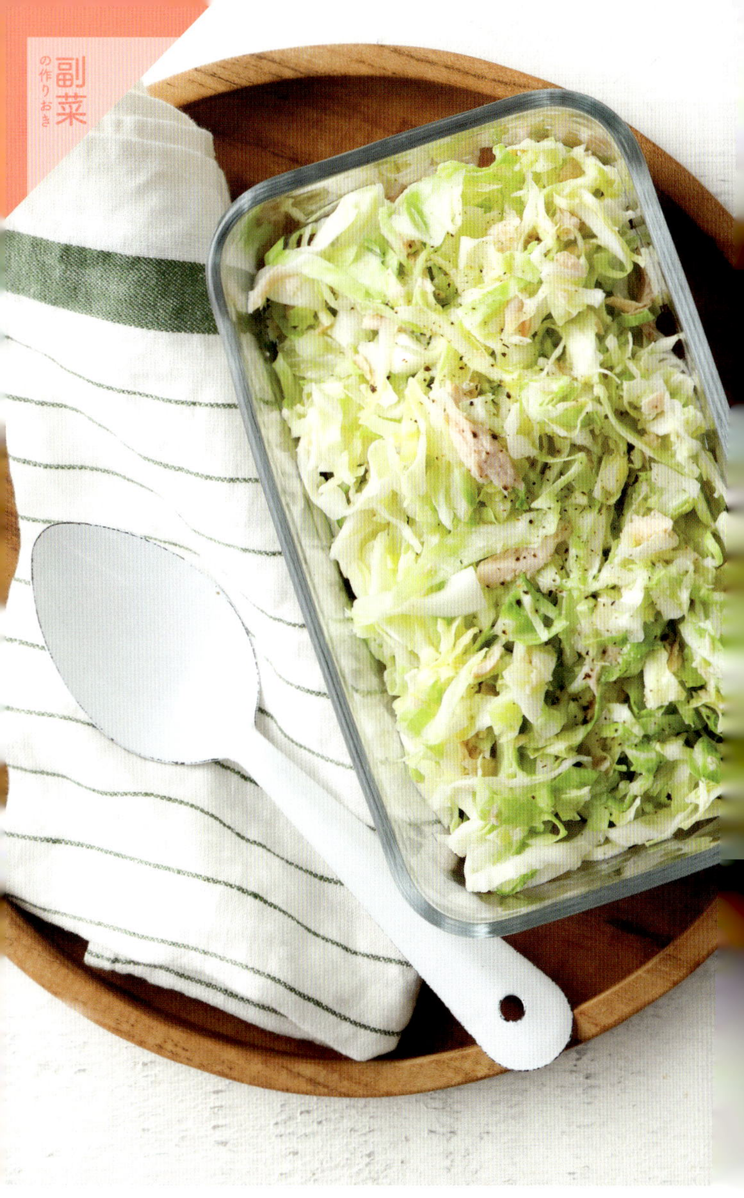

糖質量
1食あたり
2.4g

ガーリックしょうゆとオリーブオイルがマッチ

ブロッコリーのナッツ和え

材料（3食分）

ブロッコリー…1株
ミックスナッツ
…1／2カップ
A
にんにく（すりおろす）
…1／2かけ
しょうゆ…小さじ2
オリーブオイル
…大さじ1
黒コショウ…適量

1 ブロッコリーは小房に分け、ナッツは粗く刻む。

2 沸騰した湯にブロッコリーを入れて2分ほどゆで、ザルに上げて粗熱を取り、水気をよくきる。

3 ボウルにAを入れて混ぜ、2とナッツを加えて和える。

＼POINT／

ブロッコリーは少しかためにゆでるとコリコリ食感を楽しめる。オリーブオイルとナッツのコンビは風味豊かで食べ応えあり！

保存期間：冷蔵で3〜4日

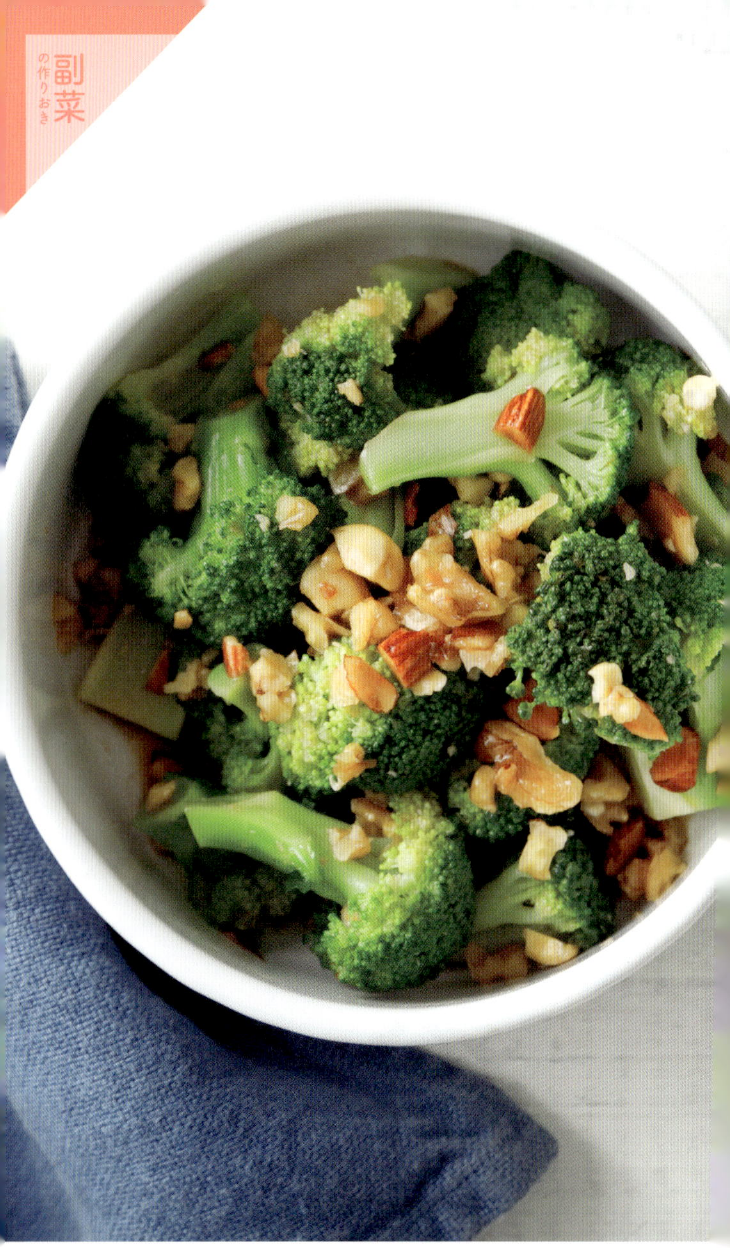

スパイシーなカレー味！

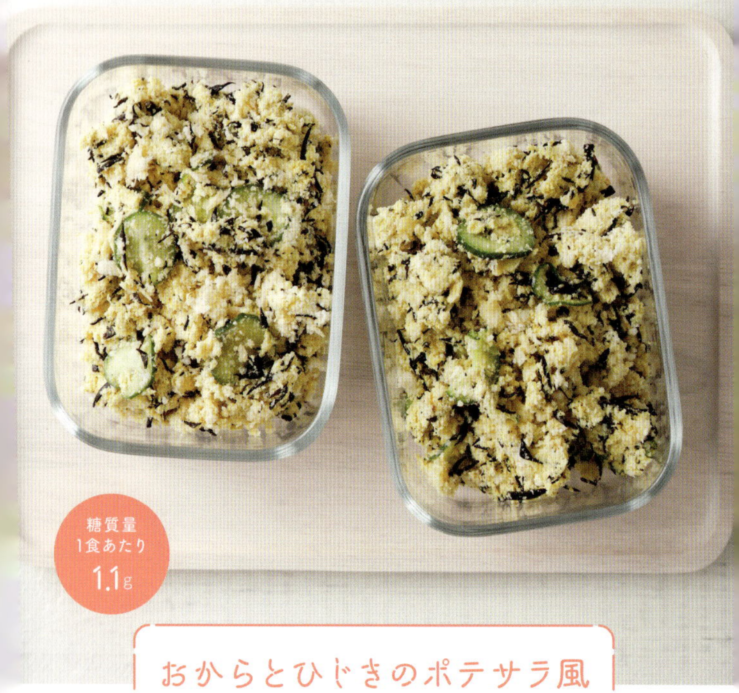

糖質量
1食あたり
1.1g

おからとひじきのポテサラ風

材料（3食分）

キュウリ…1／2本
塩…ふたつまみ
A
- 塩…小さじ1／4
- 酢、カレー粉…各小さじ1
- マヨネーズ…大さじ5
- オリーブオイル…小さじ2

生おから…200g
ひじき（水煮）…50g

1 キュウリは小口切りにして塩でもみ、水気を絞る。

2 混ぜ合わせたAに生おから、ひじき、1を加えて和える。

POINT

おからを使い、マヨネーズとカレー粉で香りよく仕上げるのがポイント。食物繊維たっぷりなので、お通じ改善にも貢献

保存期間：冷蔵で約2日

自然の甘みが嬉しい!

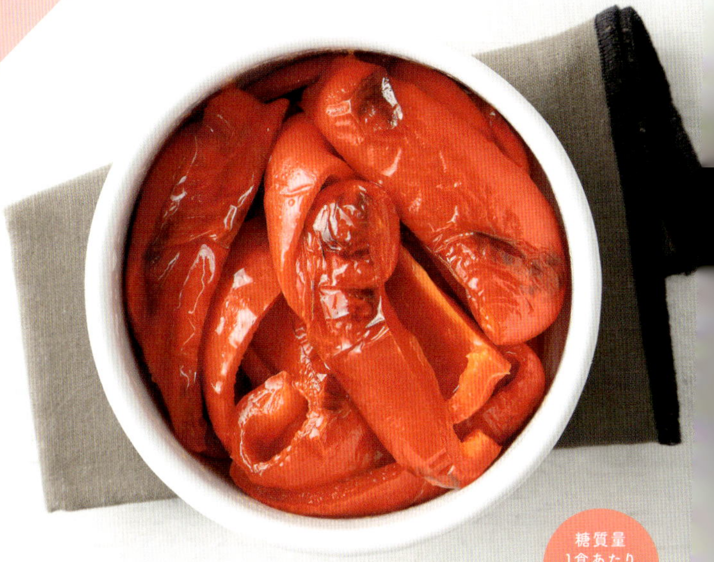

糖質量
1食あたり
4.2g

焼きパプリカ

材料(3食分)

パプリカ…2個
オリーブオイル…大さじ2
塩…ひとつまみ

1 パプリカは縦8等分に切る。

2 フライパンにオリーブオイルを熱し、1をしっかりと焼き、塩をふる。

POINT

焼きパプリカはとろ〜り柔らか、甘くて絶品! オリーブオイルと塩だけでしっかりと甘みが引き立つ

保存期間:冷蔵で約3〜4日

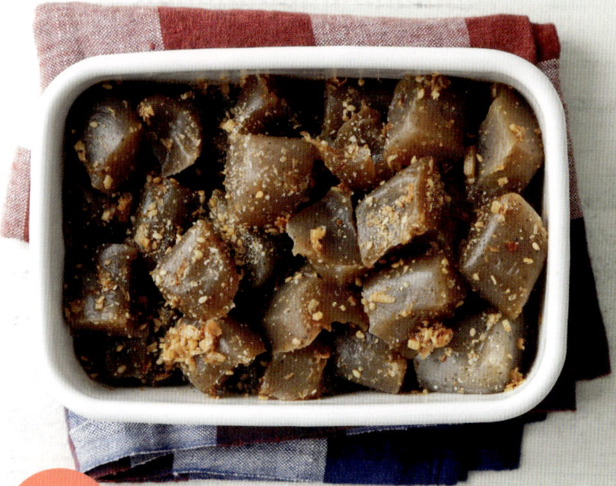

糖質量
1食あたり
2.8g

コンニャクのごまおかか煮

材料（3食分）

コンニャク
…1枚（300g）
しょうが…1かけ
しょうゆ…大さじ1
みりん…小さじ2
カツオ節…3g
すりごま…小さじ2

1 コンニャクはスプーンでひと口大に切る。しょうがはみじん切りにする。

2 フライパンにコンニャクを入れて中火にかけ、2分ほど乾煎りし、しょうが、しょうゆ、みりんを加えて煮からめ、カツオ節、すりごまを加えて混ぜる。

＼POINT／

噛むたびに、しょうが、おかか、ごまの風味が広がる、素朴だけど楽しいおかず。砂糖ではなくみりんを使って糖質DOWN

保存期間：冷蔵で約2～3日

ゴーヤのパワーで血糖ケア

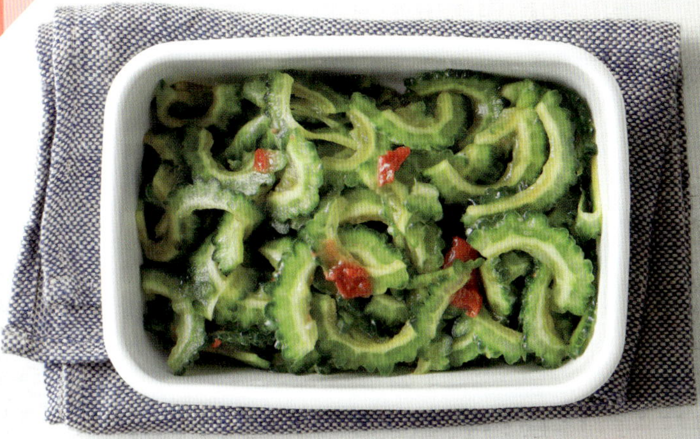

糖質量
1食あたり
2.1g

ゴーヤの梅和え

材料（3食分）

ゴーヤ…1本
塩…ふたつまみ
A
- 梅肉（たたく）…1個分
- しょうゆ…小さじ2
- ごま油…大さじ1
- すりごま…小さじ1

1. ゴーヤは縦半分に切って種とワタを除き、薄切りにして塩でもみ、少しおいて水気を絞る。
2. ボウルにAを入れて混ぜ合わせ、1を加えて和える。

POINT

ゴーヤの「植物インスリン」という成分が血糖値の調整をサポート。美容、代謝アップに働くビタミンCや葉酸も豊富

保存期間：冷蔵で約3～4日

うま味と食感がヤミツキ！

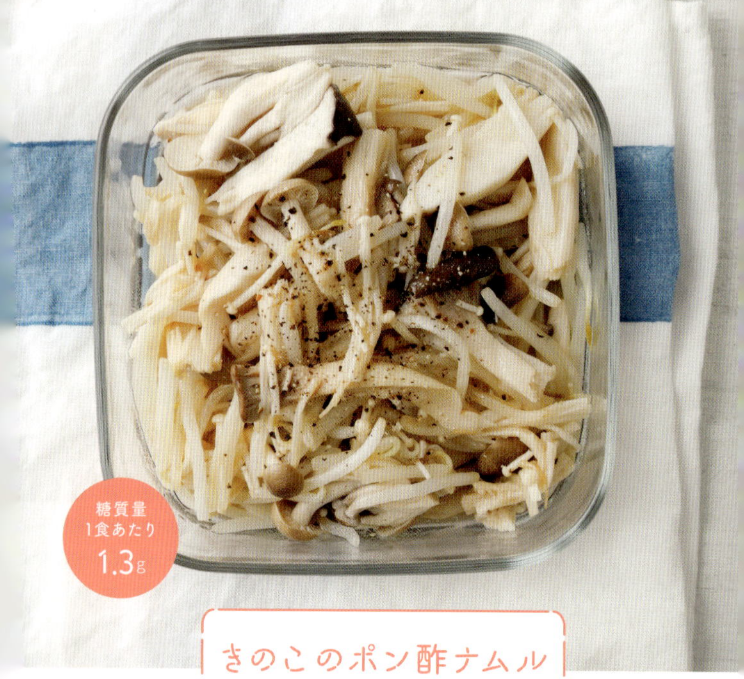

糖質量
1食あたり
1.3g

きのこのポン酢ナムル

材料（3食分）

エリンギ…2本
しめじ…1株
えのきたけ…1／2株
もやし…1袋
A ポン酢、ごま油
　…各大さじ1
　黒コショウ…適量

1. きのこはそれぞれ石突きを落として、食べやすいサイズに切る、または割りほぐす。
2. 1、もやしを耐熱ボウルに入れ、ラップをして電子レンジで約4分加熱する。
3. 2の水気をよくきり、Aを加えて和える。

＼POINT／

きのこのうま味ともやしのシャキシャキ感、ポン酢のまろやかな酸味がマッチ。食物繊維も豊富！

保存期間：冷蔵で約3〜4日

砂糖を使わずスッキリ味に

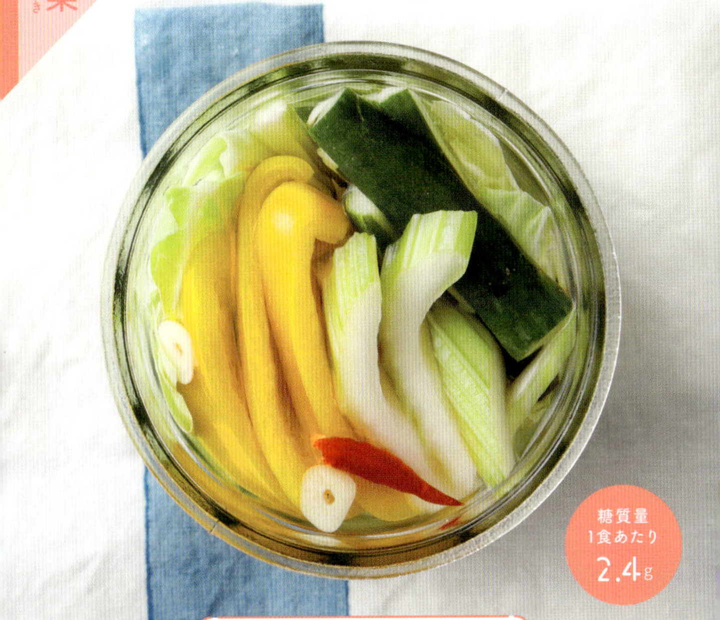

糖質量
1食あたり
2.4g

甘くないピクルス

材料（3食分）

キャベツ…1枚
キュウリ…1本
セロリ…1／2本
パプリカ…1／2個
にんにく…1かけ
A
- お湯…2カップ
- 塩…大さじ2
- 酢…大さじ3
- 赤唐辛子（種を除く）…1本

1. 野菜は食べやすいサイズに切る。にんにくはスライスする。
2. 保存容器に1を入れ、混ぜ合わせたAを注ぎ入れ、フタをして冷蔵で1時間以上おく。

＼POINT／

市販のピクルスは砂糖が多く使われているので、手作りがおすすめ。お好みでスパイスを加えても

保存期間：冷蔵で約1週間

ズボラ糖質オフLESSON

【スイーツ】

ストレスフリーのズボラ糖質オフでは、スイーツだって我慢しすぎない！　だからといって甘いものを好き放題に食べてしまっては、せっかくの糖質オフライフも台無し…。そこでおすすめしたいのが、糖質控えめスイーツの作りおきです。食材選びと少しの工夫で糖質を大幅カット。ちょっと甘いものを食べたいときに、常備してあると助かります。

おすすめ基本食材

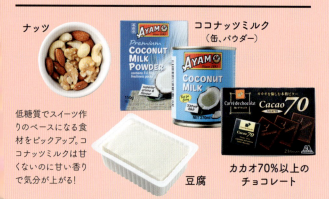

ナッツ

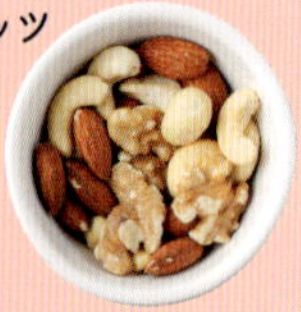

ココナッツミルク
（缶、パウダー）

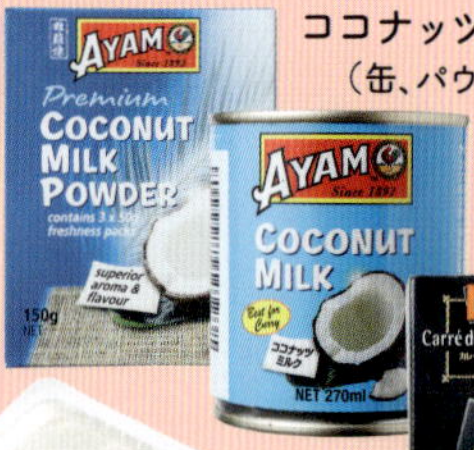

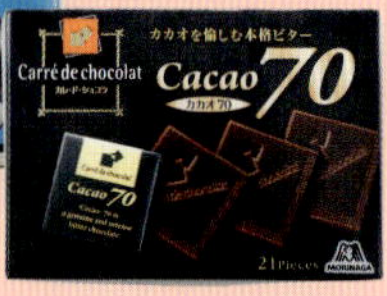

カカオ70%以上のチョコレート

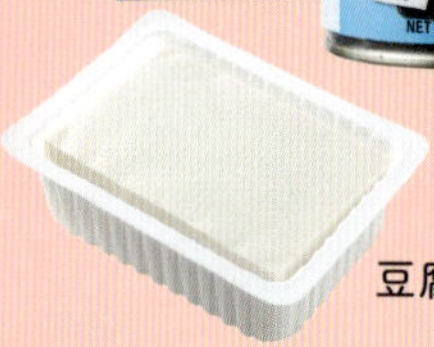

豆腐

低糖質でスイーツ作りのベースになる食材をピックアップ。ココナッツミルクは甘くないのに甘い香りで気分が上がる!

スイーツの糖質オフポイント

1 白砂糖はできるだけ控える！

2 小麦粉、片栗粉、白玉粉、くず粉は使わない

3 食べすぎ注意！ 1食の量を守ろう

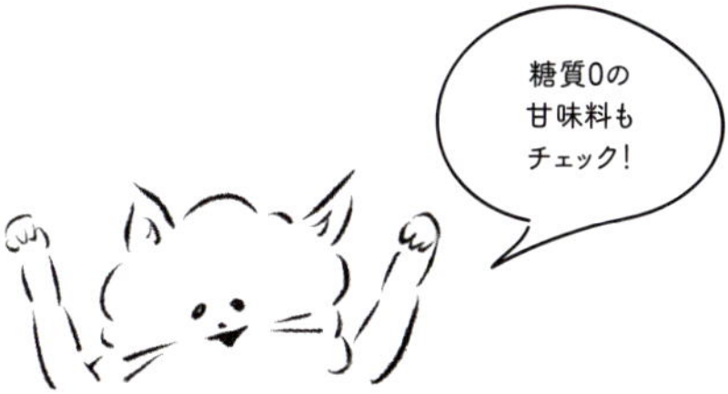

お助けフード

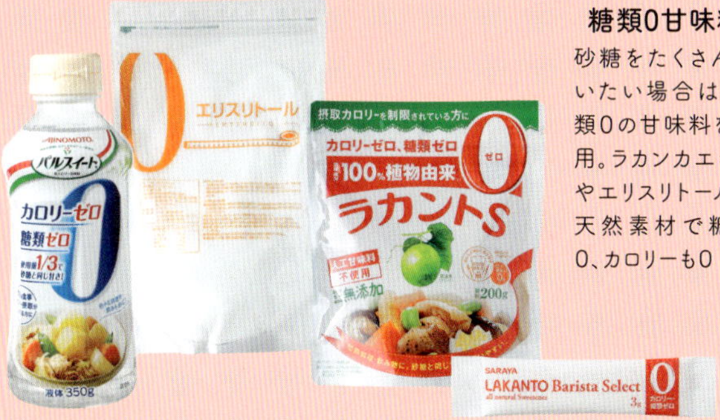

糖類0甘味料

砂糖をたくさん使いたい場合は、糖類0の甘味料を活用。ラカンカエキスやエリスリトールは天然素材で糖類0、カロリーも0

糖質量
1食あたり
7.5g

小麦粉もベーキングパウダーも不要!

ミニ豆腐パンケーキ

材料(6食分)

A
- 絹豆腐…300g
- ココナッツミルクパウダー…1/2 カップ
- 卵…1個

オリーブオイル
…小さじ2
メープルシロップ
…1枚につき小さじ1

1 ボウルにAを入れて、泡立て器でよく混ぜる。

2 フライパンにオリーブオイルを熱し、1を約1/3カップずつ丸く落とし入れて両面を焼く。

3 1枚につきメープルシロップ小さじ1をかけて食べる。

＼POINT／

小麦粉の代わりにココナッツミルクパウダーを使って、糖質を大幅カット。メープルシロップは、かけすぎ注意!

保存期間:冷蔵で約2~3日

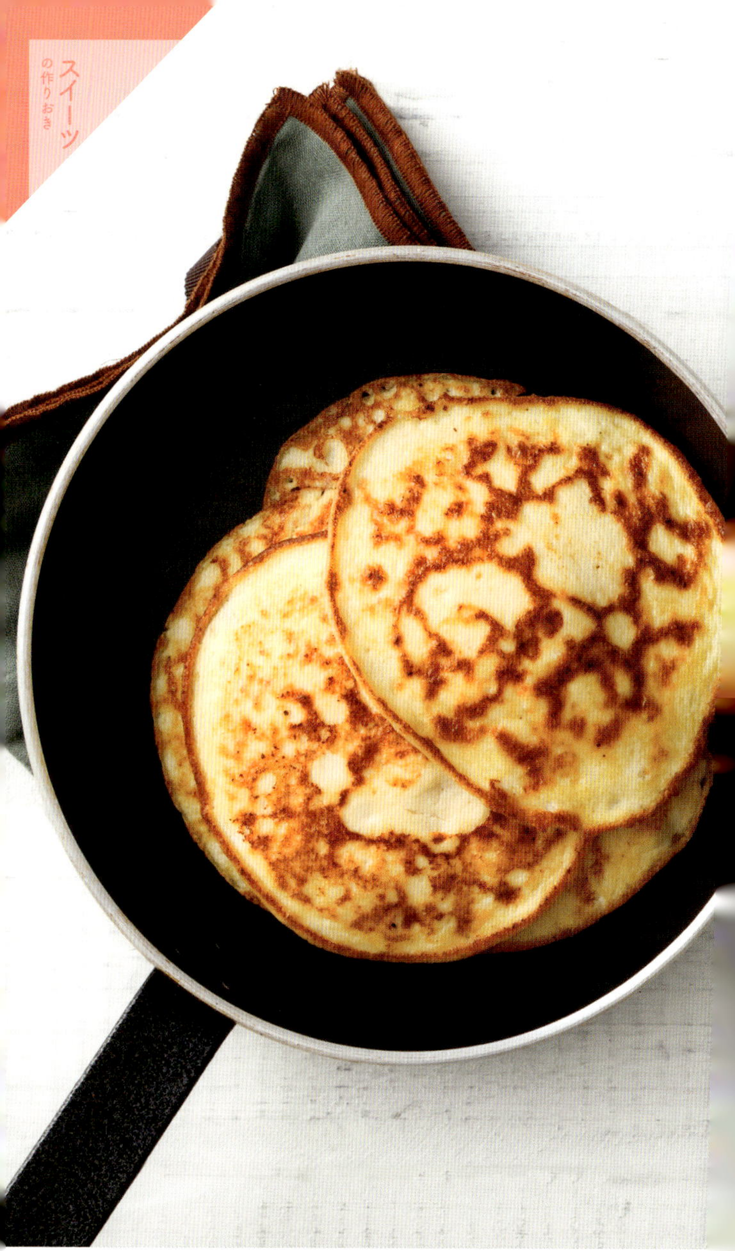

リッチな味わいを楽しんで

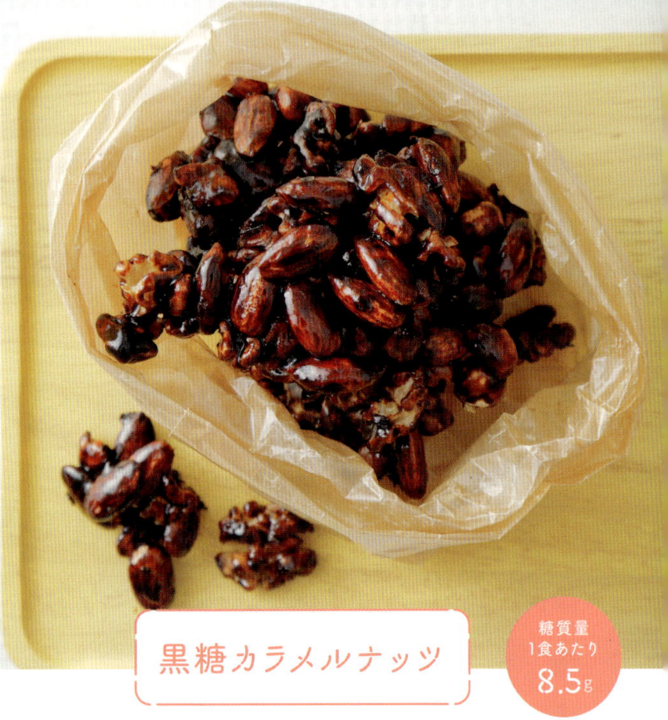

黒糖カラメルナッツ

糖質量
1食あたり
8.5g

材料（7食分）

ミックスナッツ
…1と1／2カップ
（150g）
黒砂糖…50g
水…小さじ2

1 フライパンに砂糖を広げて入れ、その上にナッツを散らしてのせ、弱めの中火で焼く。

2 砂糖が溶けてきたら、水を回しかけ、全体を混ぜてからめる。手早くクッキングシートに広げて冷ます。

＼POINT／

白砂糖ではなく、ミネラルが多く血糖値を上げにくい黒糖を使用。風味豊かで贅沢な味わいが嬉しい！

保存期間：常温で約2週間

“チョコ気分”の日にいかが？

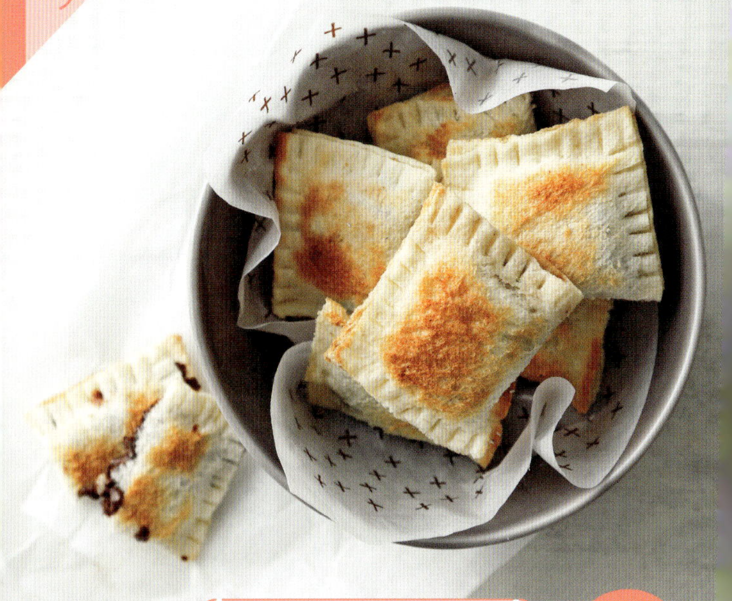

チョコパイ風

糖質量
1食あたり
12.8g

材料（6食分）

サンドイッチ用パン
…6枚
チョコレート（カカオ70%）…58g

1 食パンは長いほうを半分に切って手で押しつぶす。チョコレートは12等分する。

2 食パンにチョコを等分ずつのせて半分に折り、端を手でつまんで閉じ、フォークで押さえる。

3 トースターで両面をこんがりと焼く

＼POINT／

チョコレートはカカオ70%がちょうどいい甘さ。ただし食べすぎは禁物。1食2個を味わって

保存期間：冷蔵で2～3日、冷凍で1カ月

香りの効果で気分スッキリ！

糖質量
1食あたり
10.2g

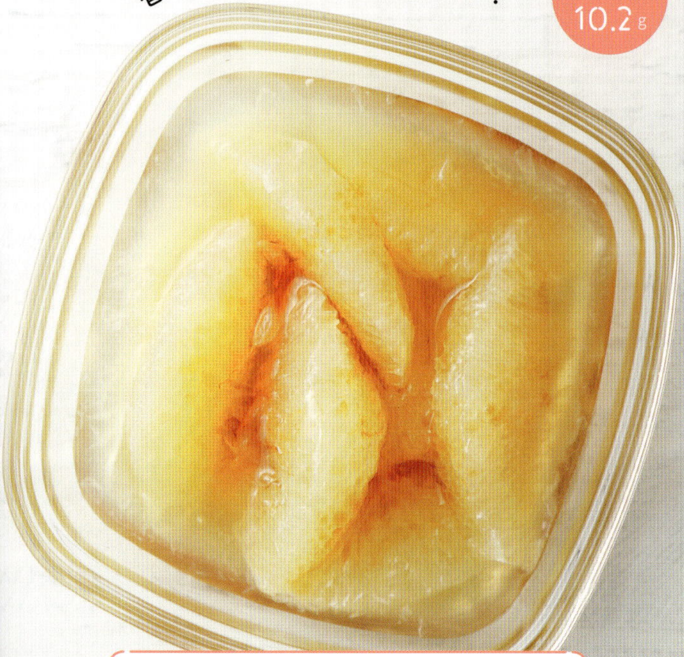

グレープフルーツのメープルマリネ

材料（4食分）

グレープフルーツ
…1個
メープルシロップ
…大さじ1

1 グレープフルーツは果肉を取り出す。

2 1にメープルシロップを加えて和える。

＼POINT／

グレープフルーツの香りには、ストレス改善やダイエット効果もあり！

保存期間：冷蔵で4～5日、冷凍で1カ月

甘〜い気分を味わえる！

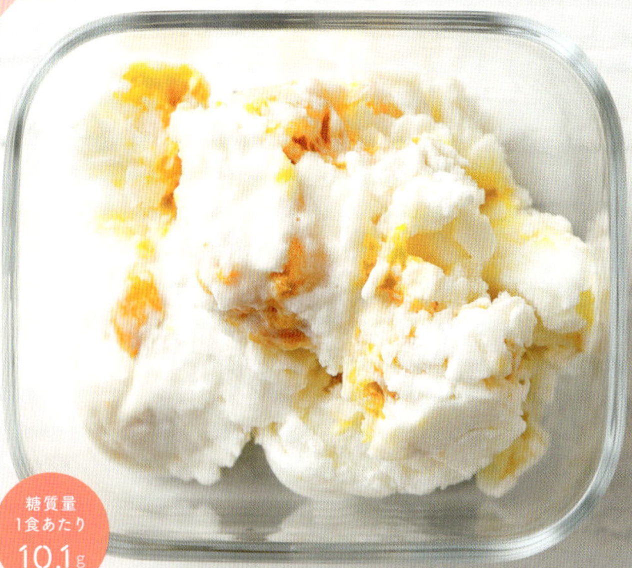

糖質量
1食あたり
10.1g

ココナッツマンゴーアイス

材料（3食分）

マンゴー（冷凍）
…100g
無糖ヨーグルト…250g
ココナッツミルクパウダー
…大さじ2

1 すべての材料を混ぜる。

2 ビニール袋や容器に入れて凍らせる。
※食べるときに少し解凍してから混ぜると滑らかに仕上がる。

POINT

冷凍マンゴーは1食50g以内が適量。ココナッツミルクの甘い香りで満足度高し！

保存期間：冷凍で約1カ月

作りおきで!!
ラクちん糖質オフ献立

糖質オフの作りおきは、食べ方も大切。作ったはいいけれど、カサ増しおにぎりをおかわりしてしまっては台無しです。作りおきをより有効に活用するためにも、正しい食べ方をマスターしましょう。

　作りおきは単品ではなく、献立として組み合わせて食べるのが基本。組み合わせ方は、

糖質オフ献立のルール

1 主食は必ず1食分!

1食ぶんを守れば、糖質オーバーの心配はなし!

※1日3食お米を食べる場合は、糖質量が低いおかずをセレクト!

2 主菜1品に副菜1〜2品を組み合わせる

タンパク質、ビタミン&ミネラル、食物繊維をバランスよく

3 ワンプレートに盛りつける

自由に取り分けながら食べるより、適量が把握できる

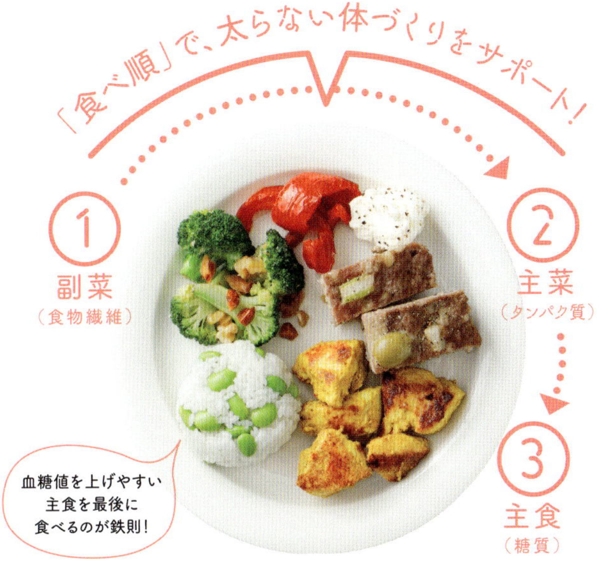
「食べ順」で、太らない体づくりをサポート!
1
副菜
（食物繊維）
2
主菜
（タンパク質）
3
主食
（糖質）
血糖値を上げやすい
主食を最後に
食べるのが鉄則!

食物繊維が多い野菜の副菜から食べ始め、低糖質の主菜、最後に糖質が多く、血糖値を上げやすい主食を食べる。途中でお腹が満たされたら、主食をカットすればさらに効果的

主食＝1食分、主菜＝1〜2食分、副菜1〜2食分をベースに、主食を0にした日は、主菜＝2食分、副菜3食分という感じで調整しましょう。もちろん、朝食は作りおきをのせた手軽なトーストにしたり、お酒を飲む日は主食を0、主菜と副菜を少しずつ盛り合わせにしたり、状況に合わせたアレンジも自在。また、血糖値の上昇を抑える食べ順を実践すれば、ダイエット効果アップは間違いなしです!

ズボラ糖質オフLESSON

【平日の献立例】

糖質量
1日合計
87.3g

作りおきはコレ！

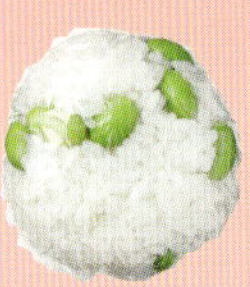

枝豆ごはん
→ P.66

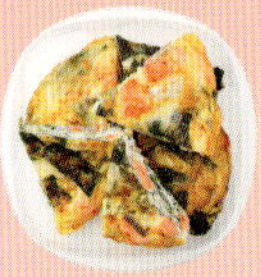

スパニッシュオムレツ
→ P.90

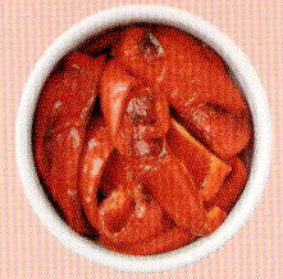

焼きパプリカ
→ P.103

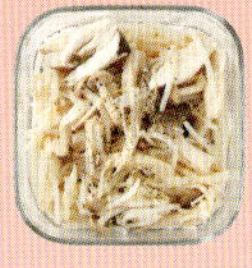

きのこのポン酢ナムル→ P.106

朝

●パプリカチーズトースト
（食パン8枚切り＋焼きパプリカ＋クリームチーズ大さじ1）
●ブラックコーヒー

忙しい日はしっかり食べてパワーアップ！

8枚切りのトーストにクリームチーズと作りおきの焼きパプリカをのせるだけ。物足りない人は鮭とほうれん草のスパニッシュオムレツをプラスしても、糖質量は＋0.5g！

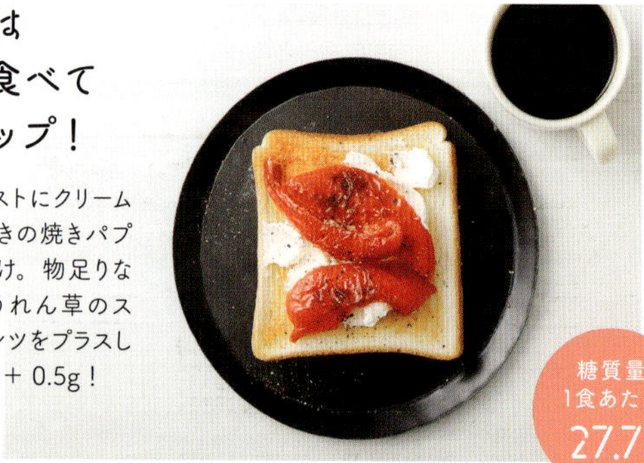

糖質量
1食あたり
27.7g

昼

●枝豆ごはんのおにぎり
●鮭とほうれん草スパニッシュオムレツ
●焼きパプリカ

糖質量
1食あたり
31.3g

パパッと詰めるだけで
満腹弁当の完成！

栄養バランスのよいスパニッシュオムレツをメインにすれば、お弁当献立もラクラク完成。食感豊かなおにぎりは1個でも十分満足感あり！

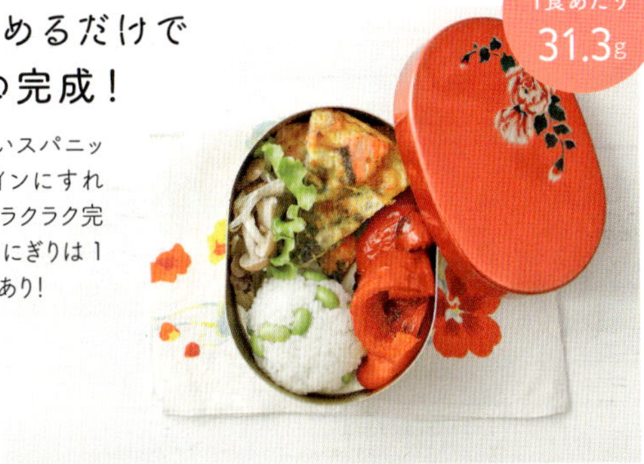

夜

●海苔ときのこの温玉丼
（枝豆ごはん＋きのこのポン酢ナムル＋温泉卵＋海苔）

帰りが遅くなった日は
あっさり丼にしよう

卵は優秀なタンパク源。特に温泉卵は消化吸収がよいので、夜遅くの食事にぴったり。食物繊維が豊富なきのこの作りおきと合わせれば、お通じもサポート

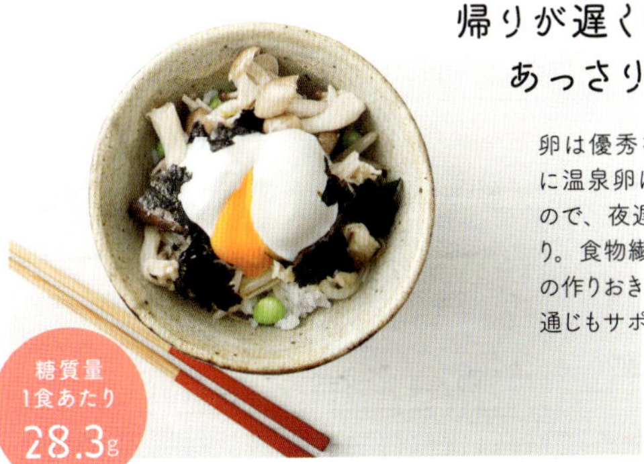

糖質量
1食あたり
28.3g

ズボラ糖質オフLESSON

【休日の献立例】

糖質量
1日合計
52.0g

作りおきはコレ！

カリフラワーライス
→ P.69

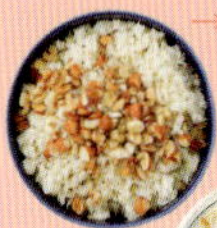

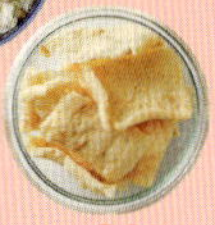

油揚げ
クラッカー → P.81

セロリとオリーブの
ミートローフ → P.84

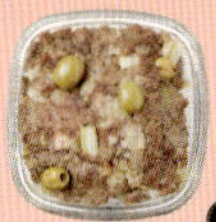

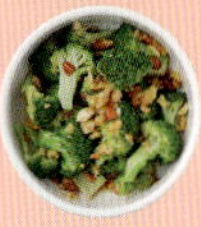

タンドリー
チキン → P.88

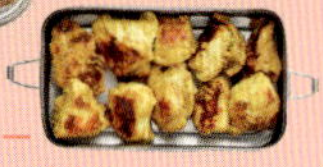

ブロッコリーの
ナッツ和え
→ P.100

ミニ豆腐
パンケーキ
→ P.110

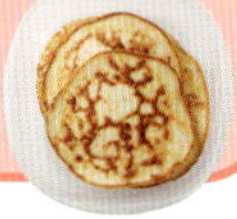

朝

●ミニ豆腐パンケーキ
（＋ブルーベリー 1／2 カップ、無糖ヨーグルト大さじ 3、
メープルシロップ小さじ 2）

●ブロッコリーのナッツ和え

休日の朝は
スイーツ気分を満喫

豆腐のパンケーキでスイーツ
気分！　野菜の作りおきで食
物繊維もしっかり強化

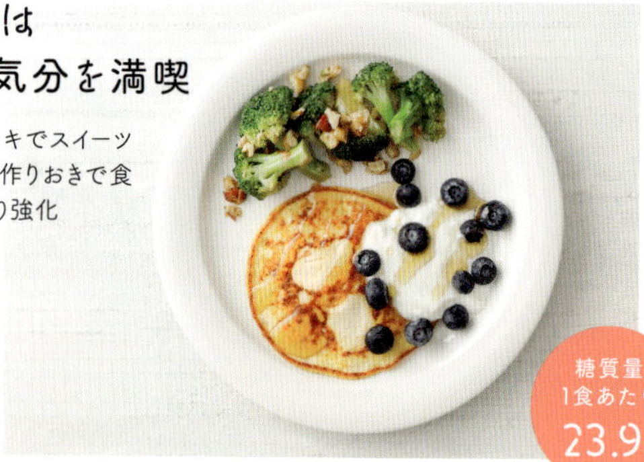

糖質量
1食あたり
23.9g

昼

●タンドリーチキンシーザーサラダ丼

（カリフラワーライス＋タンドリーチキン＋レタス 2 枚、温泉卵 1 個、粉チーズ小さじ 1、マヨネーズ小さじ 2 、黒コショウ）

糖質量
1食あたり
12.7g

オシャレな丼でも
ボリュームはしっかり

カリフラワーライスにタンドリーチキン、温泉卵をトッピング。マヨネーズをかければボリューム満点！

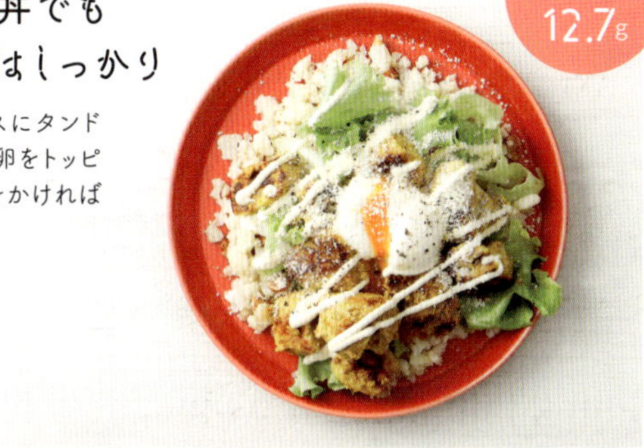

夜

●赤ワイン グラス2杯
●セロリとオリーブのミートローフ
●ブロッコリーのナッツ和え
●油揚げクラッカー（＋クリームチーズ大さじ 3）
●カリフラワーライス

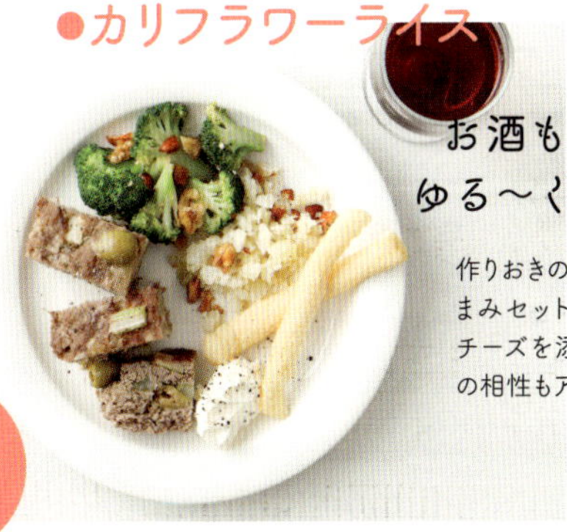

お酒もおつまみも
ゆる〜く楽しみたい

作りおきの盛り合わせでおつまみセットの完成。クリームチーズを添えれば、ワインとの相性もアップ！

糖質量
1食あたり
14.2g

ズーちゃんのお悩み解決コラム 4

減っていた体重が増えちゃった！

　順調に減っていた体重がなぜか増えている！　まさかリバウンド？　と焦ってしまうケースは少なくありません。でも、ここは冷静に。どんなにスムーズにやせる場合でも、体重の変動をグラフにすると、波打つように減っては少し増えるを繰り返します。これは、ごく自然な反応です。糖質オフを続けていけば、このような状態を繰り返しながら緩やかに減っていき、食事と体のバランスが整ったところで、体重は安定するでしょう。

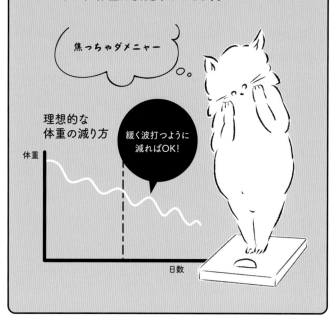

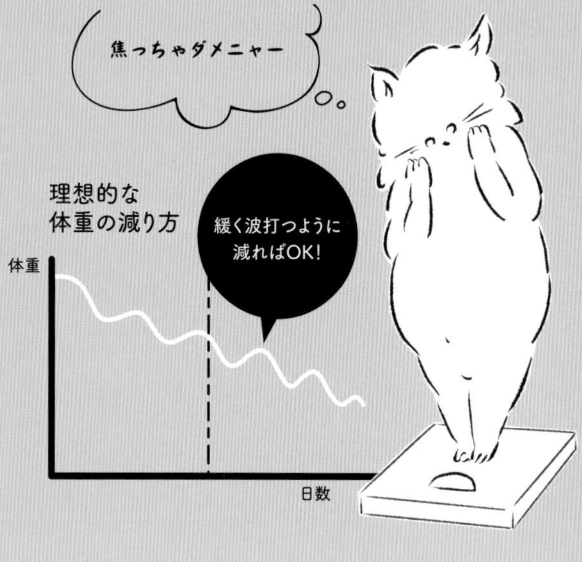
焦っちゃダメニャー
理想的な体重の減り方
緩く波打つように減ればOK!
体重
日数

PART 5

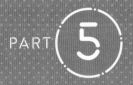

ズボラ糖質オフレッスン ラクやせ満腹スープ編

主食を抜いてもお腹満足、
ラク～に糖質オフできるのが
スープのいいところ。
アレンジレシピも、ぜひ楽しんで！

スープはズボラ糖質オフの救世主！

「料理ラクラク！一皿で満腹！」

普段の食事において最も大きな糖質源である主食は、減らせば減らすほどダイエット効果が上がります。ズボラ糖質オフに慣れたら、思いきって主食をもっと減らしてみませんか？

実践できそうと思ったら、ぜひ取り入れてほしいのが、糖質オフスープです。肉や魚介などのタンパク源と野菜やきのこ、豆などをたっぷり使って、お鍋でコトコト煮るだけで、一皿で大満足の糖質オフスープの完成です。もし、物足りないようなら、最後にパン一切れ添えたり、ごはんを少し加えればＯＫ。それでも糖質は十分控えられます。

多めに作ってアレンジすれば、翌日も飽きずに楽しめること間違いなし！　ズボラ糖質オフらしく、肩の力を抜いて実践してみましょう。

糖質オフスープのイイトコロ

1
主食がなくても満足感あり！

スープは水分でお腹が満たされるため、食べすぎを自然と防げます。肉、魚介はもちろん、食物繊維が多い野菜もたっぷり食べられるので、主食なしでも大満足！

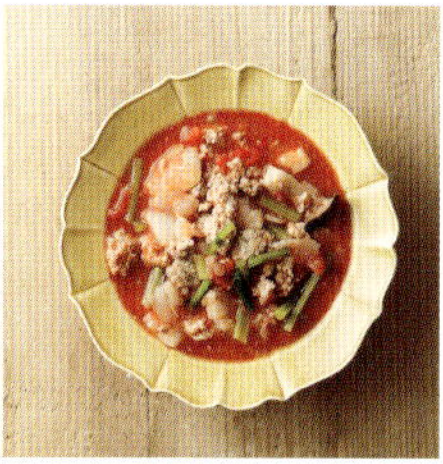

2
お鍋ひとつでラクラクできる

食材と少しの調味料を入れて鍋で煮るだけでOKだから、とっても楽チン。料理が少し苦手でも、忙しくてキッチンに立つ時間があまりなくても大丈夫です！

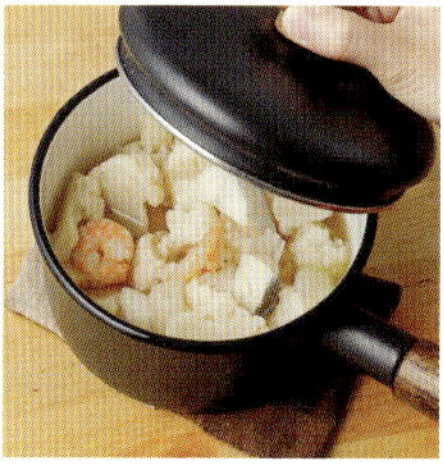

3
ちょい足しアレンジで飽きずに楽しめる

多めに作っておけば、翌日もおいしく味わえるのがスープのいいところ。ちょい足しアレンジで、飽きずに楽しめるうえ、栄養バランスもアップします！

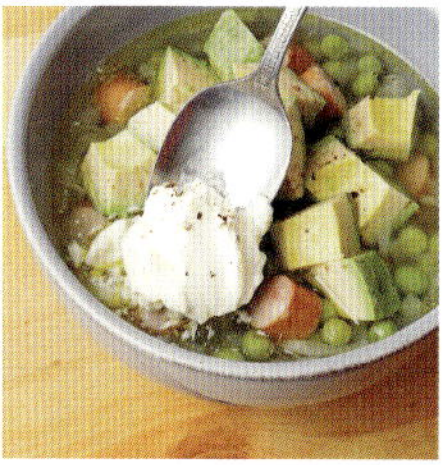

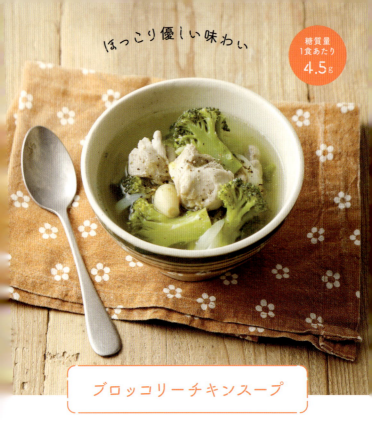

ほっこり優しい味わい

糖質量
1食あたり
4.5g

ブロッコリーチキンスープ

材料（2食分）

ブロッコリー1／2株
玉ねぎ…1／4個
鶏モモ肉…1枚
にんにく…2かけ
塩…小さじ1
オリーブオイル
…小さじ1
黒コショウ…少々

1. ブロッコリーは小房に分ける。玉ねぎはくし切り、鶏肉はひと口大に切る。

2. 鍋に水3カップ（分量外）と鶏肉、玉ねぎ、にんにくを加えて中火にかける。沸騰したらブロッコリー、塩を加えて7分ほど煮て、オリーブオイルをかけ、黒コショウをふる。

＼POINT／

オリーブオイルと塩味で、野菜の甘味と鶏肉のうま味がシンプルに引き立ちます。ブロッコリーは代謝を促すビタミンB群が豊富！

Arrange! Recipe

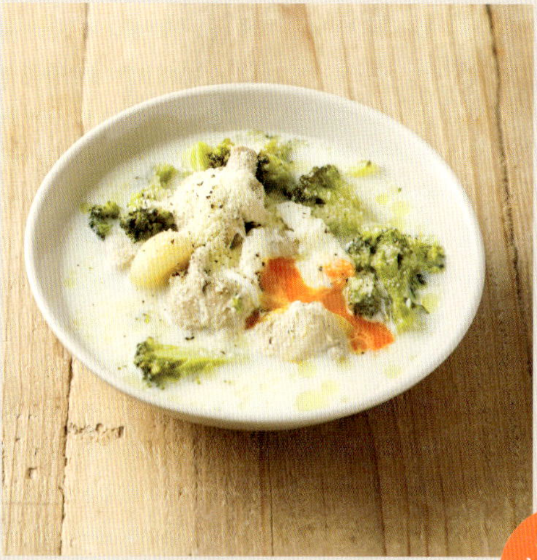

糖質量
1食あたり
9.8g

チーズと卵をとろ〜りからめて

ブロッコリーカルボナーラ風スープ

材料（1食分）

『ブロッコリーチキンスープ』…1／2量
牛乳…1／2カップ
塩…ひとつまみ
卵…1個
粉チーズ…大さじ1
黒コショウ…適量

1 『ブロッコリーチキンスープ』に牛乳を加えて温め、塩を加えて味を調え、卵を落とし入れる。

2 卵が半熟になったら器に盛り、粉チーズ、黒コショウをふる。

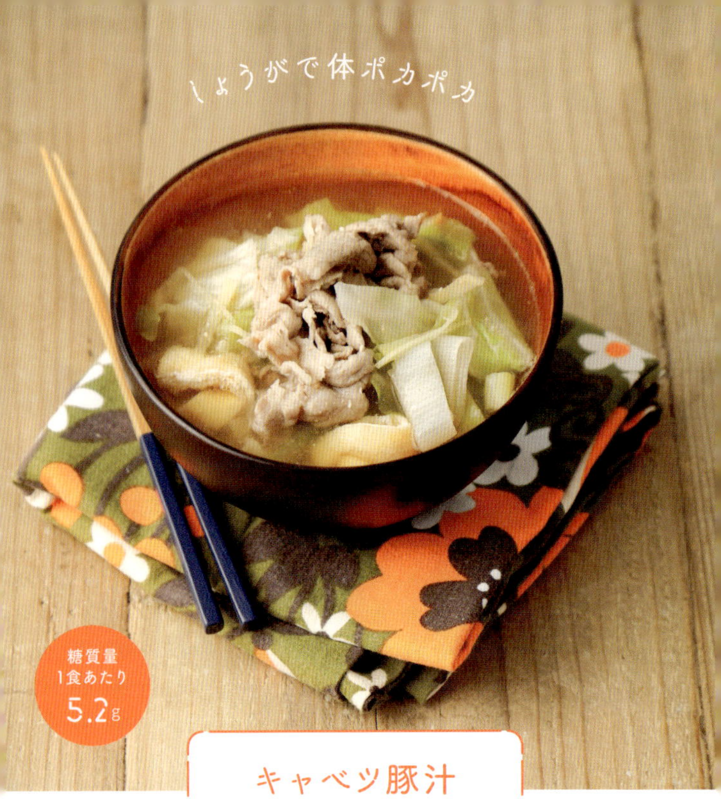

しょうがで体ポカポカ

糖質量
1食あたり
5.2g

キャベツ豚汁

材料（2食分）

キャベツ…1／6個
（約160g）
しょうが…1かけ
長ねぎ…1／2本
油揚げ…1／2枚
豚小間切れ肉…200g
みそ…大さじ1と1／2

1. キャベツはざく切りに、しょうがは千切りにする。長ねぎ、油揚げは1cm幅に切る。
2. 鍋に水3カップ（分量外）、キャベツ、長ねぎ、しょうが、油揚げ、豚肉を加えて5分ほど煮て、みそを溶き入れる。

＼POINT／

豚肉と油揚げ、キャベツからもうま味が出るのでだしは不要！ しょうがを効かせれば冷え改善にも有効

Arrange! Recipe

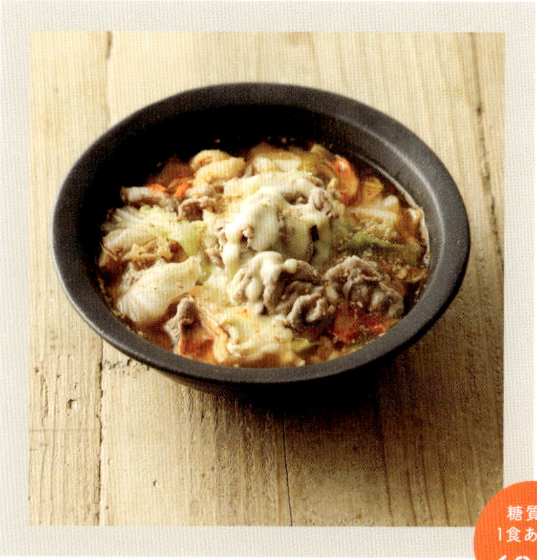

糖質量
1食あたり
10.7g

みそとチーズは相性抜群！

キムチチーズ豚汁

材料（1食分）

『キャベツ豚汁』
…1／2量
キムチ…50g
ピザ用チーズ…大さじ2
すりごま…小さじ1
ごま油…少々

1. 鍋に『キャベツ豚汁』、水1／2カップ（分量外）を入れて中火にかけ、沸騰してきたらキムチ、チーズを加えて軽く温める。
2. 器に盛り、すりごま、ごま油をかける。

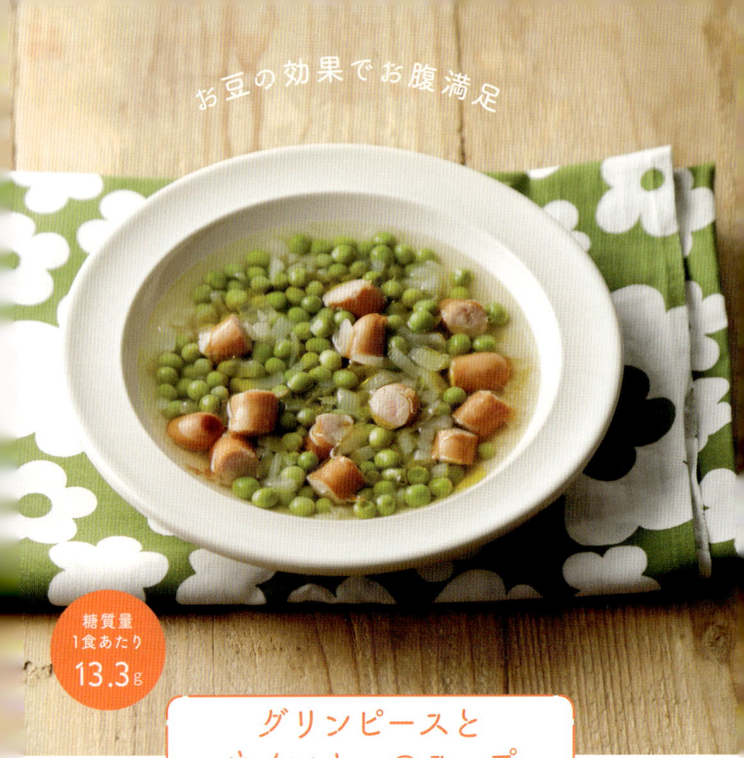

お豆の効果でお腹満足

糖質量
1食あたり
13.3g

グリンピースとウインナーのスープ

材料（2食分）

玉ねぎ…1／2個
ウインナー…4本
オリーブオイル
…小さじ1
グリンピース（冷凍）
…150g
塩…小さじ1

1. 玉ねぎはくし切りに、ウインナーは2cm幅に切る。
2. 鍋にオリーブオイルを入れて中火にかけ、1とグリンピースを炒め、水2カップ（分量外）、塩を加え、5分ほど煮る。

＼POINT／

グリンピースは抗酸化力抜群でアンチエイジングに力を発揮。食物繊維も多いのでお通じ改善にも

Arrange! Recipe

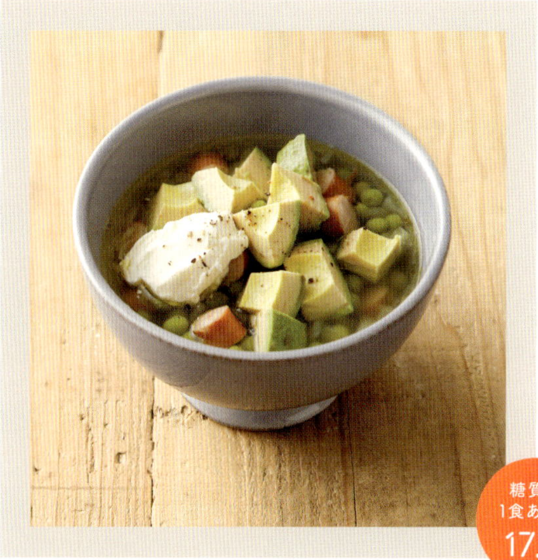

糖質量
1食あたり
17.7g

アボカド＆クリームチーズで食べ応えアップ！

グリンピースと アボカドのサワースープ

材料（1食分）

『グリンピースとウインナーのスープ』…1／2量
アボカド…1／2個
クリームチーズ…大さじ1
塩、黒コショウ…各少々

1. アボカドは角切りにする。
2. 『グリンピースとウインナーのスープ』を中火で温める。
3. 器に2を盛り、1とクリームチーズを添え、塩、黒コショウをふる。

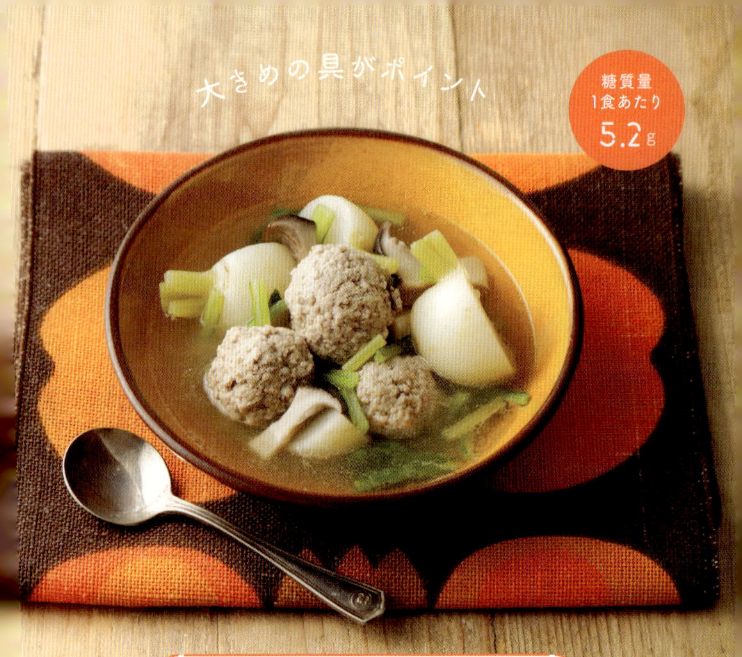
大きめの具がポイント
糖質量
1食あたり
5.2g

かぶと肉団子のスープ

材料（2食分）

かぶ（実）…2個
かぶ（葉）…適量
エリンギ…2本
A ┌豚ひき肉…200g
　│しょうが（みじん切り）
　│…　1かけ
　└塩…小さじ1／2
塩…小さじ1／2

1 かぶの実は皮付きのまま四つ割りにし、葉はザク切りにする。エリンギは長さを半分に切って四つ割りにする。Aの材料をよく混ぜる

2 鍋に水3カップ（分量外）、かぶの実、エリンギを入れて中火にかけ、火が通ったらAをスプーンですくって落とし入れ、ひと煮立ちさせて、かぶの葉、塩を加える。

＼POINT／

豚肉からうま味が出るので、だし要らず！ 大きめの具で食べ応えをアップさせよう

Arrange! Recipe

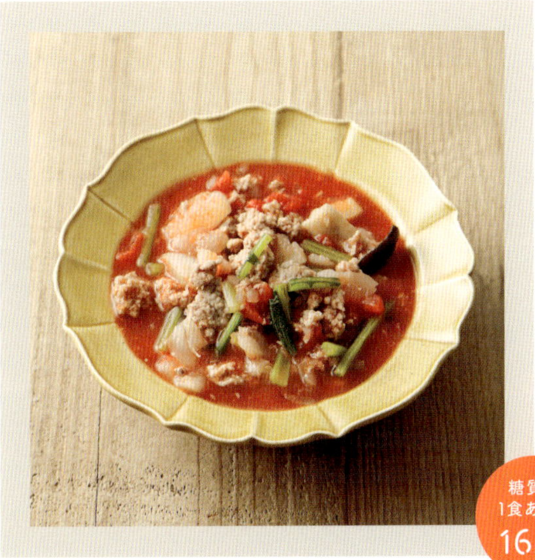

糖質量
1食あたり
16.2g

具を崩して大変身！

具だくさんミネストローネ風

材料（1食分）

『かぶと肉団子のスープ』…1／2量
トマト水煮缶（カット）
…1／2缶（200g）
塩…ふたつまみ
黒コショウ…適量
オリーブオイル
…小さじ1／2

1 鍋に『かぶと肉団子のスープ』、トマト水煮を入れて中火にかけ、お玉でかぶと肉団子を軽くつぶし、塩、黒コショウで味を調え、オリーブオイルをかける。

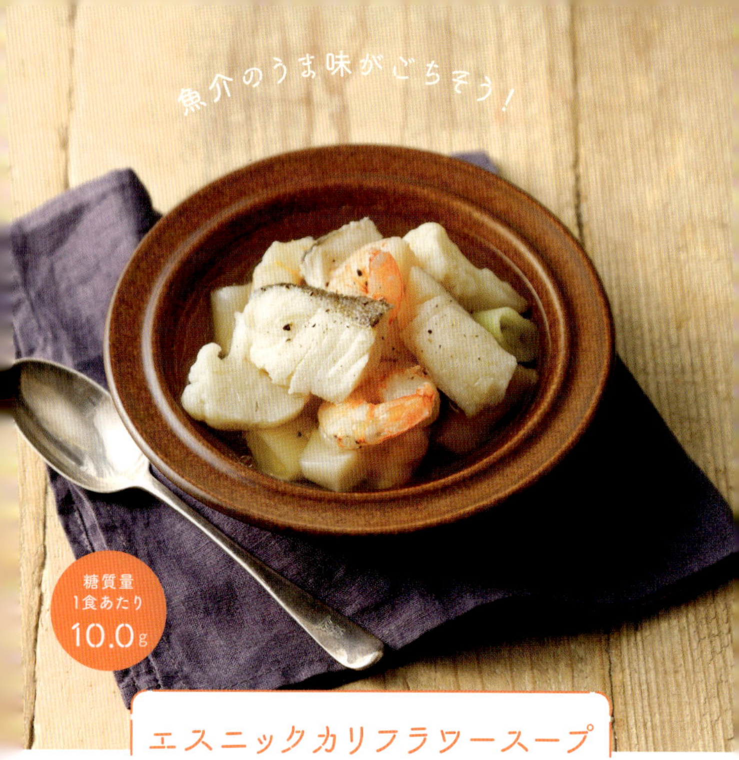

糖質量
1食あたり
10.0g

エスニックカリフラワースープ

材料(2食分)

タラ切り身…2切れ
むきエビ…4〜6尾(60g)
カリフラワー…1/2個
長ねぎ…1本
にんにく…1かけ
A
- 鶏がらスープの素…小さじ1
- ナンプラー…大さじ1
- 塩…ふたつまみ

1. タラは骨を除いてひと口サイズに切る。カリフラワーは小房に切り分け、長ねぎは2cmの小口切りにする。にんにくは包丁の腹で押さえてつぶす。
2. 鍋に水2と1/2カップ(分量外)、Aを入れて火にかけ、沸騰したら1とエビを加えて15分ほど煮る。お好みで食べるときにレモン(1/8個)を搾り、黒コショウ少々をふる。

\POINT/

魚介のうま味が染み込んだカリフラワーが絶品!
砕いたナッツを散らしてもOK

Arrange! Recipe

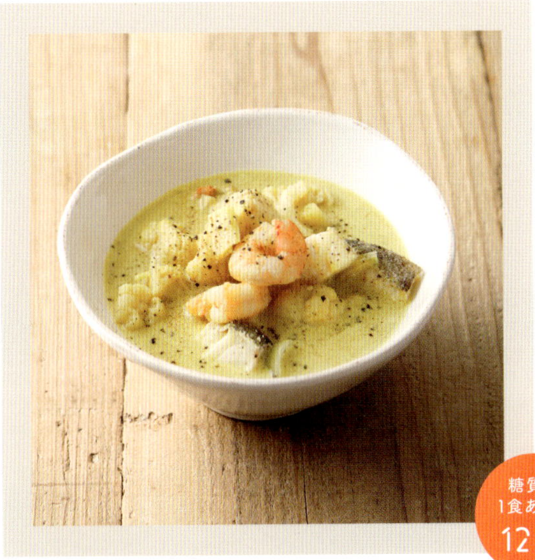

糖質量
1食あたり
12.2g

ココナッツの香りがふわり

エスニックカレースープ

材料（1食分）

『エスニックカリフラワースープ』…1／2量

A ┌ココナッツミルクパウダー…1／4カップ
　└カレー粉…小さじ2

塩、黒コショウ…少々

1 鍋に水1／2カップ（分量外）、Aを入れてよく混ぜる。『エスニックカリフラワースープ』を加えて混ぜ、弱火にかけて沸騰しない程度に温め、塩、黒コショウで味を調える。

ズボラ糖質オフ

【Q&A】

糖質オフライフをスタートするにあたって気になること、
続けていくなかで、ムクムク膨らんだ疑問をスッキリ解消!

Q 果物を食べたい! 食べるならいつがいいですか?

A 果物は朝食べましょう!

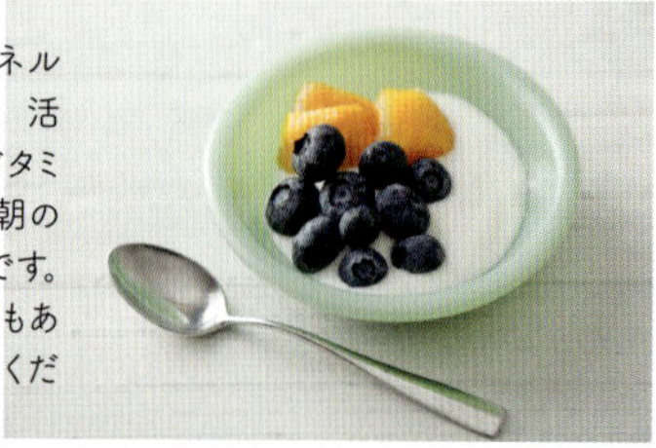

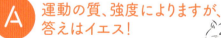

果物に多く含まれる果糖は、エネルギーになりやすいので朝食べると、活動によってすぐに消費されます。ビタミンや食物繊維も多く含まれるので朝の代謝アップ、お通じ習慣にも有効です。ただし、血糖値を上げやすいものもあるので、142ページをチェックしてください。

Q 糖質オフダイエット中にスポーツをしても大丈夫ですか?

A 運動の質、強度によりますが、答えはイエス!

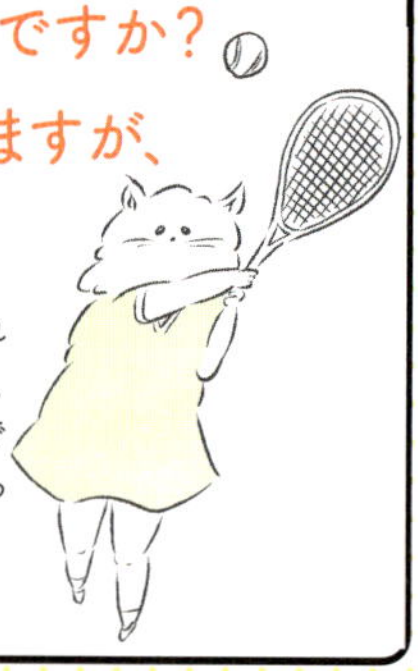

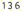

エネルギー源は使う順番が決まっています。最初に使われるのは、糖質(ブドウ糖)。その糖質が体内からなくなると、蓄えた脂肪が使われます。つまり、糖質オフダイエットで体内に糖質がなければ、脂肪がエネルギー源として使われるので、エネルギー不足になる心配はありません。

Q 糖質オフに向いていないのはどんな人？

A 腎臓障害、膵《すい》炎の人は医師に相談を

腎臓障害がある人、活動性の膵炎がある人は、糖質オフダイエットは避けてください。経口血糖降下剤やインスリン注射をしている糖尿病の人も主治医に相談を。また、過度なダイエットで筋肉量が著しく減り、やせすぎの判定が出た人も要注意。タンパク質と糖質の量を増やすなどして、体が必要とする栄養の強化が急務です！

腎機能障害

膵炎

糖尿病

やせすぎ

Q ズボラ糖質オフに慣れちゃった！もっとオフしてもいいですか？

A もちろんOKです！

糖質オフで体が快調になったなら、自分に合う食習慣ができてきた証し。ズボラ糖質オフからもう一段階ステップアップしてみましょう。まずは、夜だけ主食抜きに。それに慣れたら朝と夜を主食抜きに。それでも体が快調なら３食とも主食を抜いて様子をみてください。タンパク質と脂質、野菜をしっかり摂ることは、お忘れなく。

糖質オフのステップアップ例

	朝	昼	夜
STEP 1	主食ハーフ	主食ハーフ	主食抜き！
STEP 2	主食抜き！	主食ハーフ	主食抜き！
STEP 3	主食抜き！	主食抜き！	主食抜き！

ズボラ糖質オフ

食材別「糖質量一覧表」

※「日本食品標準成分表2015年版（7訂）」をもとにした糖質量を記載しています。
※1食あたりの重量、糖質量は通常食事の概算値です。飲料・お酒は比較しやすいように重量を統一しています。
※小さじ1＝5ml、大さじ1＝15ml、1カップ＝200mlを基準にしています。
※おやつの糖質量は54ページを参照

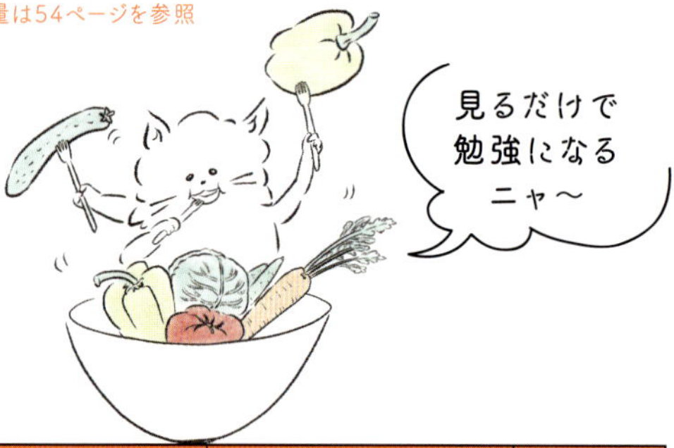

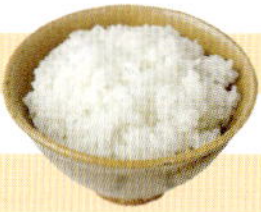
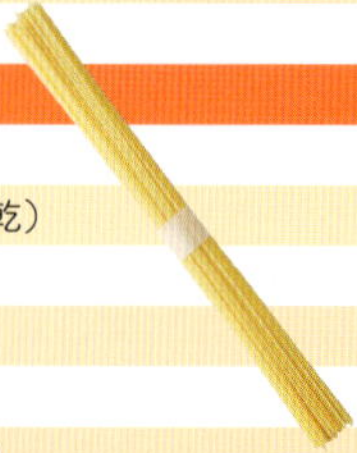
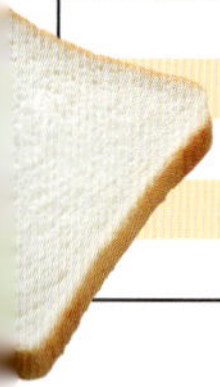

■ごはん・もち	1食あたりの重量	糖質量
おかゆ	茶碗1杯（200g）	31.2g
おにぎり	1個（100g）	39.0g
玄米ごはん	茶碗1杯（140g）	47.8g
白米ごはん	茶碗1杯（140g）	51.5g
もち	2個（60g）	30.2g
■麺	1食あたりの重量	糖質量
うどん（ゆで）	1玉（250g）	52.0g
スパゲッティ（乾）	100g	71.2g
そば（ゆで）	1玉（170g）	40.8g
中華麺（蒸し）	1玉（170g）	62.1g
ビーフン（乾）	75g	59.2g
緑豆春雨（乾）	20g	16.7g
■パン	1食あたりの重量	糖質量
クロワッサン	1個（45g）	19.0g
食パン（6枚切）	1枚（60g）	26.6g
食パン（8枚切）	1枚（49g）	21.8g
フランスパン	2切（30g）	16.5g
ライ麦パン（6枚切）	1枚（60g）	28.2g

■粉類	1食あたりの重量	糖質量
片栗粉	大さじ1	7.0g
小麦粉（薄力粉）	大さじ1	6.6g
白玉粉	大さじ1	7.2g
パン粉（乾）	1カップ	23.8g

■野菜	1食あたりの重量	糖質量
大葉	1枚	0.0g
オクラ	2本	0.3g
カボチャ	100g	17.1g
カリフラワー	4房（50g）	1.1g
キャベツ	2枚（100g）	3.4g
キュウリ	1本	1.9g
小松菜	2株（100g）	0.5g
しょうが	1かけ（10g）	0.0g
ズッキーニ	1本	1.5g
大根	2.5cm分（100g）	2.8g
タケノコ（ゆで）	1／2個（100g）	2.2g
玉ねぎ	1／4個（50g）	3.6g
トマト	1／2個（100g）	3.7g
ミニトマト	5個（75g）	4.4g
長ねぎ	1／2本（50g）	2.9g
ナス	1本（100g）	2.9g
ニンジン	1／2本（50g）	6.3g
にんにく	1かけ（10g）	2.2g
白菜	1枚（50g）	0.9g
パプリカ	1／2個（60g）	3.3g
ピーマン	1個（50g）	1.4g
ブロッコリー	5房（50g）	0.4g
ほうれん草	1／2束（100g）	0.3g
ルッコラ	1パック（50g）	0.3g
レタス	2枚（40g）	0.7g
レンコン	1節（100g）	13.5g

■きのこ	1食あたりの重量	糖質量
エノキタケ	1／4株（30g）	1.1g
エリンギ	1本（45g）	1.2g
シイタケ	2個（30g）	0.4g
シメジ	1／4株（30g）	0.4g
マイタケ	1／2パック（50g）	0.4g

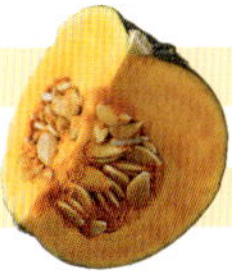

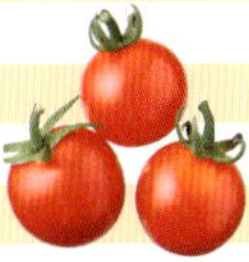

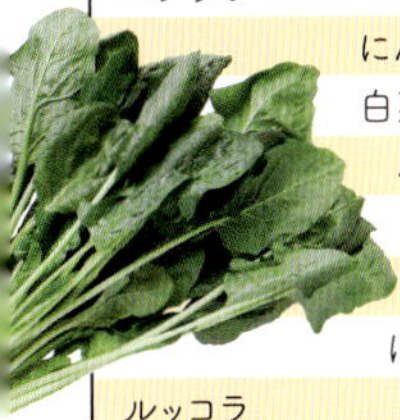

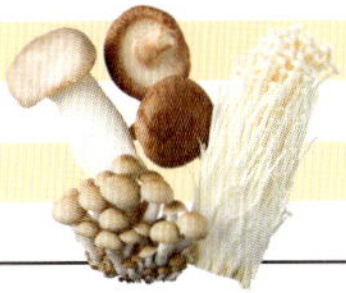

■芋類	1食あたりの重量	糖質量
さつまいも	1/2本(100g)	29.7g
里芋	3個(150g)	16.2g
じゃがいも	1個(100g)	16.3g
長芋	5cm分(100g)	12.9g
大和芋	とろろ1食分(100g)	24.6g

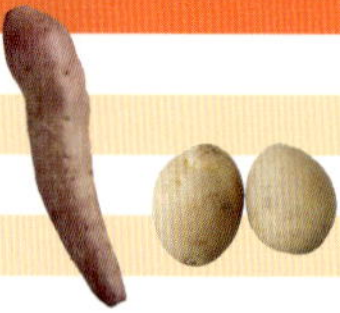

■海藻	1食あたりの重量	糖質量
昆布(乾)	5g	0.3g
ひじき(水煮)	35g	0.0g
もずく(味なし)	80g	0.0g
焼き海苔	21×19cm1枚	0.2g
わかめ	10g	0.2g

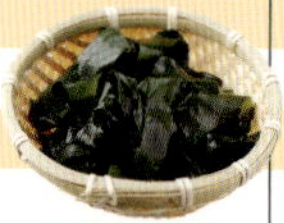

■豆・豆加工食品	1食あたりの重量	糖質量
あずき(ゆで)	1/2カップ	12.4g
つぶあん	1/2カップ	48.3g
厚揚げ	1/2枚	0.2g
油揚げ	1枚	0.0g
おから(生)	1/2カップ	1.1g
きなこ	大さじ1	0.6g
高野豆腐	1個(27g)	1.7g
大豆(ゆで)	1/2カップ	1.8g
豆乳(調整)	1カップ	9.0g
豆乳(無調整)	1カップ	5.8g
豆腐(木綿)	1/3丁(100g)	1.2g
納豆	1パック(50g)	2.7g
ヒヨコ豆(ゆで)	1/2カップ	15.8g

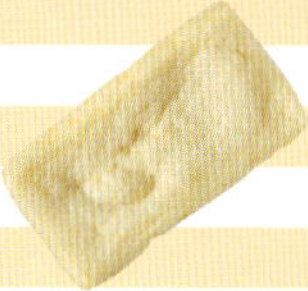

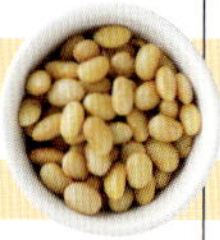

■肉・肉加工品	1食あたりの重量	糖質量
肉全般	100g	0〜0.6g
牛レバー	100g	3.7g
鶏レバー	100g	0.6g
豚レバー	100g	2.5g
ウインナー	1本(20g)	0.6g
生ハム(長期熟成)	20g	0g
ベーコン	1枚(20g)	0.1g
ロースハム	1枚(20g)	0.3g

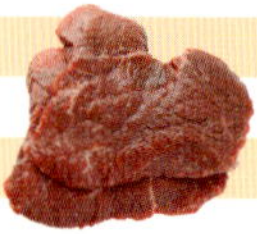

■卵	1食あたりの重量	糖質量
卵 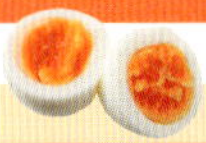	1個（60g）	0.2g
ウズラ卵（水煮缶）	1個10g	0.1g
■魚介・魚介加工品	1食あたりの重量	糖質量
ウナギ（蒲焼き）	1枚160g	5.0g
魚全般 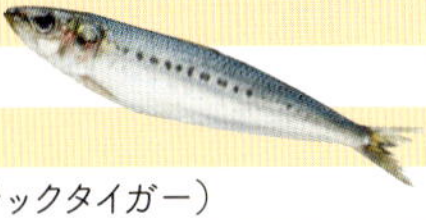	100g	0〜0.5g
アサリ	10粒（100g）	0.4g
イカ、タコ	100g	0.1g
エビ（ブラックタイガー）	5尾（75g）	0.2g
ホタテ	3個（60g）	2.1g
さつま揚げ	1枚（45g）	6.3g
ちくわ	1本（30g）	2.1g
ツナ缶（マグロ油漬け）	1缶（70g）	0.1g
■乳・乳製品	1食あたりの重量	糖質量
牛乳 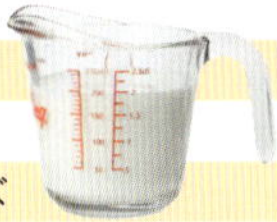	1カップ	9.6g
生クリーム	大さじ1	0.5g
ヨーグルト（無糖）	1／2カップ	4.9g
カマンベールチーズ	20g	0.2g
クリームチーズ	20g	0.5g
バター 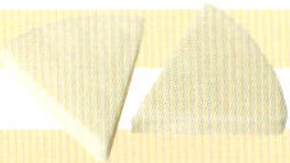	10g	0.0g
パルメザンチーズ	大さじ1	0.1g
プロセスチーズ	20g	0.3g
■ナッツ、ごま（種実類）	1食あたりの重量	糖質量
アーモンド	20粒	1.9g
栗	5粒	20.0g
くるみ 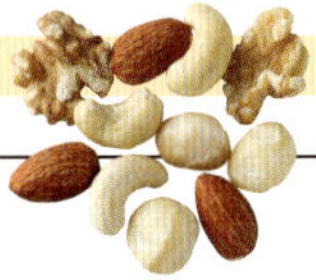	5粒	0.7g
ピーナッツ	10粒	2.2g
いりごま	小さじ1	0.2g

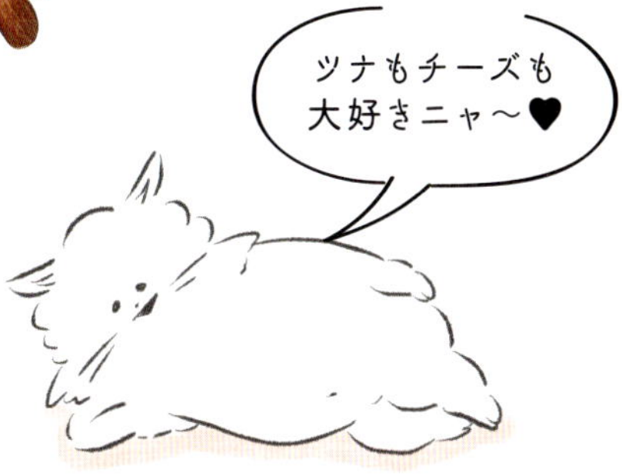

■果物	1食あたりの重量	糖質量
アボカド	1／2個	0.5g
いちご	5粒	5.7g
いちじく	1個	12.4g
いちじく（乾）	3個（21g）	13.6g
オリーブ（塩漬）	4粒10g	0.2g
オレンジ	1個	16.2g
柿	1個	21.5g
キウイフルーツ	1個	11.0g
グレープフルーツ	1／2個	13.5g
スイカ	1カット（200g）	18.4g
梨	1／2個	15.6g
パイナップル	1パック（200g）	25.0g
バナナ	1本	21.4g
ぶどう	1房（150g）	22.7g
ブルーベリー	20粒	1.9g
プルーン（乾）	1粒	5.5g
マンゴー	50g	7.8g
みかん	1個	11.2g
桃	1 個	17.8g
ラズベリー	10粒	1.7g
りんご	1／4個	12.7g
レモン（果汁）	1／4個分（小さじ2）	0.9g
レーズン	10粒	4.6g

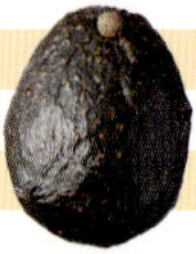

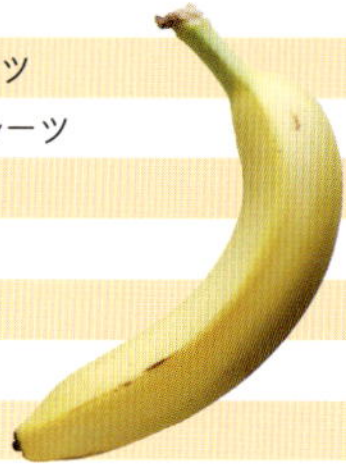

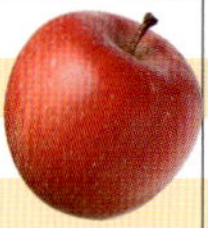

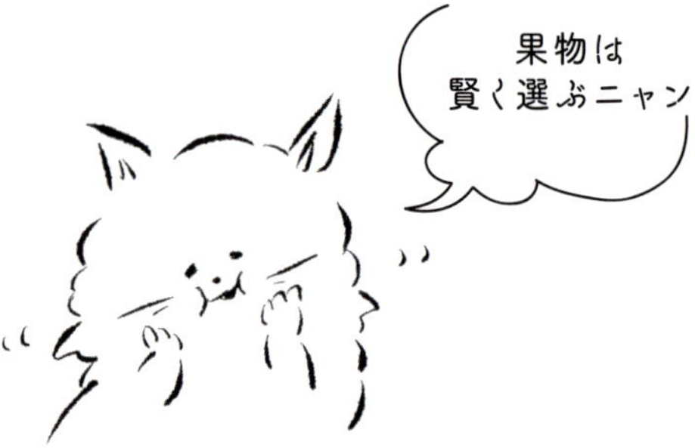

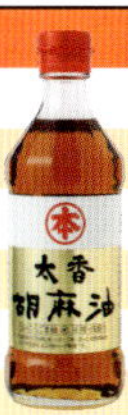

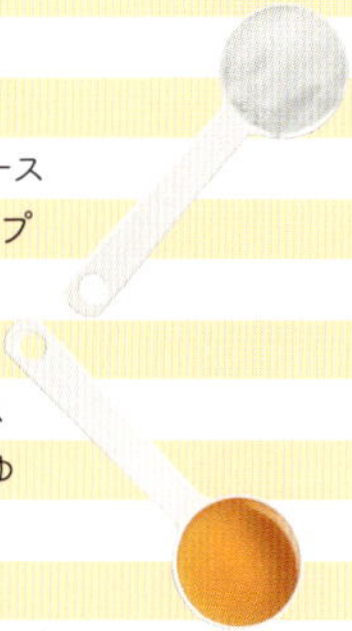

■調味料	1食あたりの重量	糖質量
油全般	ー	0.0g
ウスターソース	小さじ1	1.6g
オイスターソース	小さじ1	1.1g
お好み焼きソース	小さじ1	2.0g
黒砂糖	小さじ1	2.7g
砂糖(上白糖)	小さじ1	3.0g
塩	ー	0.0g
しょうゆ	小さじ1	0.6g
酢	小さじ1	0.1g
中濃ソース	小さじ1	1.7g
デミグラスソース	1カップ	22.0g
トマトケチャップ	小さじ1	1.3g
ナンプラー	小さじ1	0.2g
はちみつ	小さじ1	5.6g
ホワイトソース	1カップ	17.6g
ポン酢しょうゆ	小さじ1	0.5g
みそ	小さじ1	1.0g
みりん	小さじ1	2.6g
メープルシロップ	小さじ1	4.6g
めんつゆ(ストレート)		0.5g

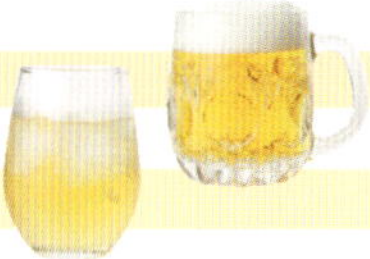

■飲料・お酒	1食あたりの重量	糖質量
青汁	1カップ(200g)	84.4g
オレンジジュース	1カップ(200g)	21.0g
コーヒー(無糖)	1カップ(200g)	1.4g
コーヒー飲料(乳成分入、加糖)	1カップ(200g)	16.4g
サイダー	1カップ(200g)	20.4g
トマトジュース	1カップ(200g)	6.6g
甘酒	1カップ(200g)	35.8g
ウイスキー	1カップ(200g)	0.0g
梅酒	1カップ(200g)	41.4g
焼酎	1カップ(200g)	0.0g
日本酒	1カップ(200g)	9.8g
ビール	1カップ(200g)	6.2g
ワイン(赤)	1カップ(200g)	3.0g
ワイン(白)	1カップ(200g)	4.0g

著者：
牧田《まきた》 善二《ぜんじ》

糖尿病専門医。1979年、北海道大学医学部を卒業。ニューヨークのロックフェラー大学医生化学講座などで、糖尿病合併症の原因とされているAGEの研究を約5年間行う。北海道大学医学部講師、久留米大学医学部教授を経て、2003年より、糖尿病をはじめとする生活習慣病、肥満治療のための「AGE牧田クリニック」を東京・銀座に開設し、延べ10万人の患者を診察。著書に『ぜんぶレンチン！糖質オフのやせる作りおき』（新星出版社）、『すぐやせる！糖質オフレシピ』（日本文芸社）など多数。

料理：
藤岡《ふじおか》 操《みさお》

栄養士、フードコーディネーター、編集者。出版社勤務を経て独立。栄養士の知識を生かし、レシピ提案、料理、スタイリングを行うほか、雑誌や書籍の編集、執筆に携わる。編集・著書に『太らない食べ方』、『ワインに合うおうちバルレシピ123』（椎出版社）など。

写真	平野 愛
イラスト	sicaa
デザイン	宮下ヨシヲ（SIPHON GRAPHICA）
編集	RED TROJAN

ズボラ糖質《とうしつ》オフダイエット

2017年10月10日　第1刷発行

著者　牧田善二《まきたぜんじ》
発行者　中村　誠
印刷所　図書印刷株式会社
製本所　図書印刷株式会社

発行所　株式会社日本文芸社
〒101-8407　東京都千代田区神田神保町1－7
電話　03-3294-8931（営業）　03-3294-8920（編集）

Printed in Japan
112170921–112170921Ⓝ01
ISBN978–4–537–21510–6
URL http://www.nihonbungeisha.co.jp/

（編集担当：河合）